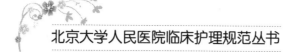

北京大学人民医院临床护理规范丛书

五官科专科护理操作技术规范

U0392117

主　编　罗　葳

副主编　刘　佳　朱锦玲

编　委（以姓氏笔画为序）

王　玥　王　秋　王凌霞　方　璇　田　绮

田　磊　朱锦玲　刘　佳　刘一坤　池艳宇

李　森　李　辉　李秀玲　李宏彦　李京京

李雪静　杨咪咪　汪艳艳　张　翔　张利平

张明霞　范　萌　罗　葳　郑方芳　胡　硕

贾晓君　钱慧军　郭荃容　詹艳春

人民卫生出版社

图书在版编目（CIP）数据

五官科专科护理操作技术规范/罗葳主编.—北京：人民卫生出版社，2017

（北京大学人民医院临床护理规范丛书）

ISBN 978-7-117-24468-8

Ⅰ.①五… Ⅱ.①罗… Ⅲ.①五官科学-护理学-技术规范

Ⅳ.①R473.76-65

中国版本图书馆 CIP 数据核字（2017）第 200588 号

| 人卫智网 | www.ipmph.com | 医学教育、学术、考试、健康，购书智慧智能综合服务平台 |
| 人卫官网 | www.pmph.com | 人卫官方资讯发布平台 |

北京大学人民医院临床护理规范丛书
五官科专科护理操作技术规范

主　　编：罗　葳
出版发行：人民卫生出版社（中继线 010-59780011）
地　　址：北京市朝阳区潘家园南里 19 号
邮　　编：100021
E - mail：pmph @ pmph.com
购书热线：010-59787592　010-59787584　010-65264830
印　　刷：三河市尚艺印装有限公司
经　　销：新华书店
开　　本：710×1000　1/16　　印张：24
字　　数：457 千字
版　　次：2017 年 9 月第 1 版　2017 年 9 月第 1 版第 1 次印刷
标准书号：ISBN 978-7-117-24468-8/R · 24469
定　　价：56.00 元
打击盗版举报电话：010-59787491　E - mail：WQ @ pmph.com
（凡属印装质量问题请与本社市场营销中心联系退换）

前 言

为配合"优质护理"工作的深入开展,使各专业科室的护理工作更加专科化,在我院护理部的组织和指导下,由我院眼科、耳鼻喉科、口腔科、皮肤科从事多年临床护理工作的老师们编写了《五官科专科护理操作技术规范》一书。本书坚持以基本理论、基本知识、基本技能为原则,以科学性、先进性、适用性和实用性为指导方针,在定位和内容上力求符合各级各类护理人员的工作需求。

本书编写的特点是:以五官科临床护理工作为依托,突出专科护理操作技术,体现护理工作的科学性、技术性,体现护士工作的价值。本书通过对专科护理操作技术和专科护理配合技术加以详尽描述,图文并茂,并于每项操作技术后附有评价量表,利于五官科护士学习和实际操作,同时亦便于管理者监督指导。

本书的编写工作得到各位编者所在科室的大力支持和帮助,在此表示衷心的感谢!

由于本书的编者均来自临床一线的资深护理人,可能由于水平有限及编写时间仓促,使本书中存有不足和缺点,希望广大护理同仁提出宝贵意见,以便今后修订。

罗 葳

2017 年 6 月

目　录

一、 涂眼药膏技术

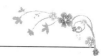

eye ointment application

【目的与适用范围】

制定本规章与流程的目的是规范护士为病人涂眼药膏时应遵循的操作程序，以保证给药正确。

【规章】

1. 护士发现医嘱违反法律、法规、规章或者诊疗技术规范规定的，应当及时向开具医嘱的医师提出；必要时，应当向该医师所在科室的负责人或者医疗卫生机构负责医疗服务管理的人员报告。

2. 给药时应做到双人核对及"三查七对一注意"：三查是操作前、操作中、操作后查对；七对是指查对床号、姓名、药名、浓度、剂量、用法、时间；一注意是注意用药后反应。

【名词释义】 无

【流程】
（一）必需品

治疗车、治疗盘、无菌棉签、所需药品、消毒玻璃棒、0.9%氯化钠注射液、小药杯、启瓶器、速干手消毒剂、医疗垃圾桶、生活垃圾桶。

（二）操作

操作流程	要点与说明
1. 洗手，戴口罩	
2. 核对医嘱　两名护士共同持执行项目表（附件 1）与医嘱核对床号、姓名、药名、浓度、剂量、用法、时间、眼别，无误后在执行项目表（附件 1）上签字	• 每次用药前必须双人核对确保安全，注意医嘱的更新 • 注意核对眼别
3. 解释并评估　至病人床旁，核对床号、姓名、向病人解释操作目的并评估 （1）病人眼部肿胀、分泌物及疼痛情况 （2）有无角膜溃疡、眼球穿通伤、眼部手术后	• 保证病人正确 • 取得病人的配合 • 操作时动作轻柔，避免对眼球施压，造成二次损伤
4. 准备并检查用物　回治疗室，洗手，准备并检查用物 （1）检查各种物品在有效期内，外包装完好，无潮湿、破损 （2）检查消毒玻璃棒圆头光滑完整 （3）与执行项目表（附件 1）核对药名、浓度、剂量、用法、时间正确；检查在有效期之内；无变色、沉淀、混浊、絮状物；眼药膏膏体无裂痕、眼药膏性状无异常 （4）检查 0.9% 氯化钠注射液瓶口无松动，瓶体无裂痕、渗漏，用启瓶器将铝盖打开，注明开启时间，将注射液倒入小药杯内	• 检查消毒玻璃棒的目的是避免擦伤结膜或角膜
5. 核对药品　请另一名护士持执行项目表（附件 1）、眼药膏核对床号、姓名、药名、浓度、剂量、用法、时间、眼别	• 确保药品正确
6. 核对病人　推车携物至病人床旁，请病人说出床号、姓名、眼别及过敏史，护士复述其床号、姓名、眼别，核对腕带信息；无法正常沟通的病人，双人核对腕带信息；持 PDA 登录移动护理，扫描病人腕带，查看医嘱	
7. 安置体位　协助病人取平卧位或坐位，坐位时嘱病人头稍后仰	
8. 清洁眼周　取无菌棉签蘸小药杯内的 0.9% 氯化钠注射液擦拭眼睑及周围皮肤，从睑缘到眼睑，由内眦向外眦的方向依次旋转棉签轻柔擦拭（图 1-1）	

操作流程	要点与说明
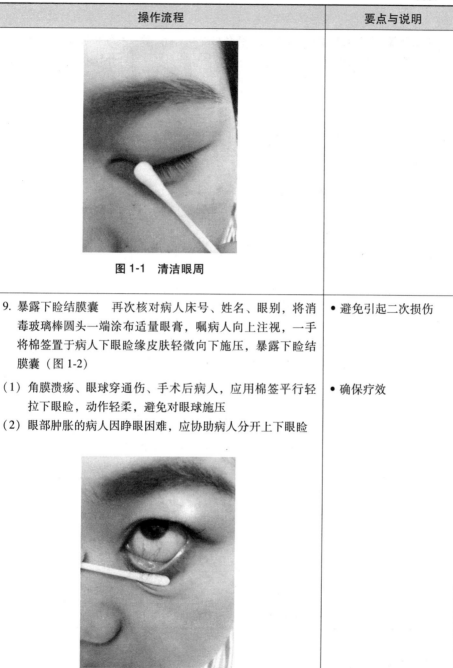 图 1-1　清洁眼周	
9. 暴露下睑结膜囊　再次核对病人床号、姓名、眼别，将消毒玻璃棒圆头一端涂布适量眼膏，嘱病人向上注视，一手将棉签置于病人下眼睑缘皮肤轻微向下施压，暴露下睑结膜囊（图 1-2） （1）角膜溃疡、眼球穿通伤、手术后病人，应用棉签平行轻拉下眼睑，动作轻柔，避免对眼球施压 （2）眼部肿胀的病人因睁眼困难，应协助病人分开上下眼睑	• 避免引起二次损伤 • 确保疗效
图 1-2　暴露下睑结膜囊	

3

续表

操作流程	要点与说明
10. 涂眼药膏　将消毒玻璃棒一端涂布眼药膏与睑裂平行，放入下睑穹窿部（图1-3） 图1-3　涂眼药膏	• 蘸取眼膏量适中，动作轻柔
11. 撤出玻璃棒　嘱病人轻轻闭眼，将玻璃棒从颞侧轻轻旋转抽出，将棉签置于医疗垃圾桶内，玻璃棒置于治疗车下层	• 动作不可过猛过快
12. 安置病人　协助病人取舒适体位，将呼叫器放置于病人随手可及处，感谢病人配合	• 便于病人呼叫医护人员
13. 再次核对病人　查看执行项目表（附件1），再次核对病人床号、姓名、药名、眼别，持PDA登录移动护理，点击执行确认	• 取得病人的配合，保证其安全
14. 告知病人注意事项 （1）用药后闭眼3~5分钟 （2）自觉不适及时通知护士	
15. 观察并记录　观察病人用药后的反应，若有异常及时报告医师并予以处理，持PDA登录移动护理，在一般护理记录单（附件2）上记录	
16. 整理用物　卫生手消毒，推车回处置室，整理用物，洗手	

【参考文件】

1. 赵家良. 眼科诊疗常规. 北京：中国医药科技出版社，2012.

2. 临床护理实践指南. 中华人民共和国卫生部. 2011.

3. 护士条例. 中华人民共和国国务院. 2008.

【文件保留】 1 年

【附件】

附件1 执行项目表

附件2 一般护理记录单

【质控要点】

1. 用玻璃棒涂眼膏时，应严格检查玻璃棒圆头是否光滑完整，以免擦伤结膜或角膜。

2. 角膜溃疡、眼球穿通伤、手术后病人，操作时动作轻柔，避免对眼球施压。

【文件交付】

1. 医疗副院长

2. 医务处

3. 护理部主任

4. 临床科室主任（眼科）

5. 科护士长（所有）

6. 护士长（所有护理单元）

涂眼药膏技术评分标准

科室：　　　　　　　　　　　　　　　　　　　　姓名：

项目	总分	技术操作要求	权重				得分	备注
			A	B	C	D		
操作过程	90	洗手，戴口罩	3	2	1	0		
		核对医嘱	4	3	2	0		
		解释并评估	6	4	2	0		
		准备并检查用物	6	4	2	0		
		核对药品	4	3	2	0		
		核对病人	5	3	1	0		
		安置体位	4	3	2	0		

续表

项目	总分	技术操作要求	权重 A	B	C	D	得分	备注
操作过程	90	清洁眼周	8	6	3	0		
		暴露下睑结膜囊	10	6	2	0		
		涂眼药膏	12	8	4	0		
		撤出玻璃棒	4	3	2	0		
		安置病人	4	3	2	0		
		再次核对病人	5	3	1	0		
		告知病人注意事项	6	4	2	0		
		观察并记录	5	3	1	0		
		整理用物	4	3	2	0		
评价	10	操作规范	4	3	2	0		
		沟通有效	3	2	1	0		
		关心病人感受	3	2	1	0		
总分	100							

主考教师： 考核日期：

二、 滴眼药水技术

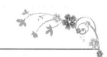

eye drop application

【目的与适用范围】

制定本规章与流程的目的是规范护士为病人进行滴眼药水时应遵循的操作程序，以保证给药正确。

【规章】

1. 护士发现医嘱违反法律、法规、规章或者诊疗技术规范规定的，应当及时向开具医嘱的医师提出；必要时，应当向该医师所在科室的负责人或者医疗卫生机构负责医疗服务管理的人员报告。

2. 给药时应做到双人核对及"三查七对一注意"：三查是操作前、操作中、操作后查对；七对是指查对床号、姓名、药名、浓度、剂量、用法、时间；一注意是注意用药后反应。

【名词释义】 无

【流程】

（一）必需品

治疗车、治疗盘、无菌棉签、所需药品、0.9%氯化钠注射液、小药杯、启瓶器、速干手消毒剂、医疗垃圾桶、生活垃圾桶。

（二）操作

操作流程	要点与说明
1. 洗手，戴口罩	
2. 核对医嘱 两名护士共同持执行项目表（附件1）与医嘱核对床号、姓名、药名、浓度、剂量、用法、时间、眼别，无误后在执行项目表（附件1）上签字	• 每次用药前必须双人核对确保安全，注意医嘱的更新 • 注意核对眼别

续表

操作流程	要点与说明
3. 解释并评估　至病人床旁，核对床号、姓名及眼别，向病人解释操作目的并评估 （1）病人眼部肿胀、分泌物及疼痛情况 （2）有无角膜溃疡、眼球穿通伤、眼部手术后	• 保证病人正确 • 取得病人的配合 • 操作时动作轻柔，避免对眼球施压，造成二次损伤
4. 准备并检查用物　回治疗室，洗手，准备并检查用物 （1）检查各种物品在有效期内，外包装完好，无潮湿、破损 （2）与执行项目表（附件1）核对药名、浓度、剂量、用法、时间正确；检查在有效期之内；无变色、沉淀、混浊、絮状物 （3）检查0.9%氯化钠注射液瓶口无松动，瓶体无裂痕、渗漏，用启瓶器将铝盖打开，注明开启时间，将注射液倒入小药杯内	
5. 核对药品　请另一名护士持执行项目表（附件1）核对床号、姓名、药名、浓度、剂量、用法、时间、眼别	• 确保药品正确
6. 核对病人 （1）推车携物至病人床旁，请病人说出床号、姓名、眼别及过敏史，护士复述其床号、姓名、眼别，核对腕带信息；无法正常沟通的病人，双人核对腕带信息 （2）持PDA登录移动护理，扫描病人腕带，查看医嘱	
7. 安置体位　协助病人取平卧位或坐位，坐位时嘱病人头稍后仰	
8. 清洁眼周　取无菌棉签蘸小药杯内的0.9%氯化钠注射液擦拭眼睑及周围皮肤，从睑缘到眼睑，由内眦向外眦的方向依次旋转棉签轻柔擦拭（图2-1）	• 如病人眼部分泌物多，则应用棉签多次擦拭，确保眼周清洁

操作流程	要点与说明
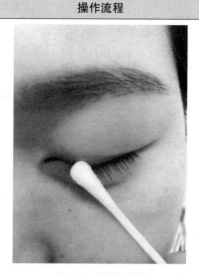 图 2-1　清洁眼周	
9. 暴露下睑结膜囊　再次核对病人床号、姓名、眼别，嘱病人向上注视，一手将棉签置于病人下眼睑缘皮肤轻微向下施压暴露下睑结膜囊 （1）角膜溃疡、眼球穿通伤、手术后病人，应用棉签平行轻拉下眼睑，动作轻柔，避免对眼球施压 （2）眼部肿胀的病人因睁眼困难，应协助病人分开上下眼睑，保证药液完全滴入（图 2-2） 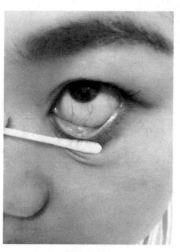 图 2-2　暴露下睑结膜囊	• 避免引起二次损伤 • 不浪费药液，确保疗效

续表

操作流程	要点与说明
10. 滴眼药水　另一手持眼药水瓶距眼 2~3cm 处将药液滴入下睑结膜囊内 1 滴（图 2-3） （1）易沉淀的眼药水在使用前应充分摇匀 （2）避免将眼药水直接滴在角膜上 （3）眼药水瓶嘴勿触及眼睑或睫毛 （4）滴入多种药物时，每种药物需间隔 5 分钟	• 防止因刺激角膜，导致眼睑快速闭合而使药液溢出 • 防止污染瓶口及药液或划伤角膜 • 以利于药物充分吸收

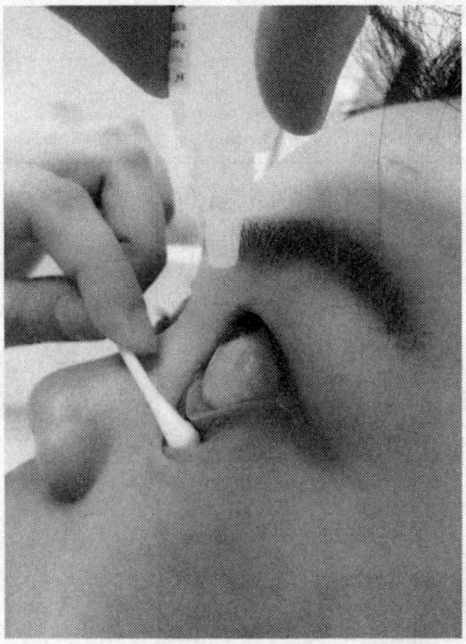

图 2-3　滴眼药水

操作流程	要点与说明
11. 闭合眼睑　移除棉签，嘱病人轻轻闭合眼睑	• 使药液充分弥散
12. 按压泪囊　用棉签擦拭溢出的药液，轻压泪囊区 3 分钟（图 2-4），将棉签弃于医疗垃圾桶	• 防止药液经泪道进入鼻黏膜吸收

续表

操作流程	要点与说明
 图 2-4　按压泪囊	
13. 安置病人　协助病人取舒适体位，将呼叫器放置于病人随手可及处，感谢病人配合	• 便于病人呼叫医护人员
14. 再次核对病人　查看执行项目表（附件 1），再次核对病人床号、姓名、药名、眼别，持 PDA 登录移动护理，点击执行确认	• 取得病人的配合，保证其安全
15. 告知病人注意事项 （1）用药后闭眼 3~5 分钟 （2）自觉不适及时通知护士	• 减少药物因眨眼产生的泵浦作用进入泪道而丢失，增加眼部吸收
16. 观察并记录　观察病人用药后的反应，若有异常及时报告医师并予以处理，持 PDA 登录移动护理，在一般护理记录单（附件 2）上记录	
17. 整理用物　卫生手消毒，推车回处置室，整理用物，洗手	

【参考文件】

1. 赵家良. 眼科诊疗常规. 北京：中国医药科技出版社，2012.

2. 临床护理实践指南. 中华人民共和国卫生部. 2011.

3. 护士条例. 中华人民共和国国务院. 2008.

【文件保留】 1 年

【附件】

附件 1　执行项目表
附件 2　一般护理记录单

【质控要点】

1. 角膜溃疡、眼球穿通伤、手术后病人，应用棉签平行轻拉下眼睑，动作轻柔，避免对眼球施压。
2. 滴入多种药物时，每种药物需间隔 5 分钟。
3. 滴药后及时按压泪囊区 3 分钟，防止药液经泪道进入鼻黏膜吸收。

【文件交付】

1. 医疗副院长
2. 医务处
3. 护理部主任
4. 临床科室主任（眼科）
5. 科护士长（所有）
6. 护士长（所有护理单元）

滴眼药水技术评分标准

科室：　　　　　　　　　　　　　　　　　　　　姓名：

项目	总分	技术操作要求	权重				得分	备注
			A	B	C	D		
操作过程	90	洗手，戴口罩	3	2	1	0		
		核对医嘱	4	3	2	0		
		解释并评估	5	3	1	0		
		准备并检查用物	6	4	2	0		
		核对药品	4	3	2	0		
		核对病人	4	3	2	0		
		安置体位	4	3	2	0		
		清洁眼周	6	4	2	0		
		暴露下睑结膜囊	10	6	2	0		

项目	总分	技术操作要求	权重				得分	备注
			A	B	C	D		
操作过程	90	滴眼药水	12	8	4	0		
		闭合眼睑	4	3	2	0		
		按压泪囊	5	3	1	0		
		安置病人	4	3	2	0		
		再次核对病人	4	3	2	0		
		告知病人注意事项	6	4	2	0		
		观察并记录	5	3	1	0		
		整理用物	4	3	2	0		
评价	10	操作规范	4	3	2	0		
		沟通有效	3	2	1	0		
		关心病人感受	3	2	1	0		
总分	100							

主考教师：　　　　　　　　　　　　　　考核日期：

三、泪道冲洗技术

irrigation of lacrimal ducts

【目的与适用范围】

制定本规章与流程的目的是规范护士为病人进行泪道冲洗时应遵循的操作程序，以保证治疗有效。

【规章】

护士发现医嘱违反法律、法规、规章或者诊疗技术规范规定的，应当及时向开具医嘱的医师提出；必要时，应当向该医师所在科室的负责人或者医疗卫生机构负责医疗服务管理的人员报告。

【名词释义】 无

【流程】

（一）必需品

治疗车、治疗盘、无菌盒、无菌棉签、无菌眼垫或无菌纱布块、一次性注射器、泪道冲洗针头、泪点扩张器、受水器、表面麻醉剂、泪道冲洗药液、速干手消毒剂、医疗垃圾桶、生活垃圾桶。

（二）操作

操作流程	要点与说明
1. 洗手，戴口罩	
2. 核对医嘱 两名护士共同持执行项目表（附件 1）与医嘱核对床号、姓名、药名、浓度、剂量、用法、时间、治疗项目，无误后在执行项目表（附件 1）上签字	• 每次治疗及用药前必须双人核对确保安全，注意医嘱的更新
3. 解释并评估 至病人床旁，核对床号、姓名及眼别，向病人解释操作目的并评估病人病情及眼部情况	• 保证病人正确 • 取得病人的配合
4. 遵医嘱配药 准备并检查用物，遵医嘱配药	

操作流程	要点与说明
5. 更换冲洗针头　弃去针头于医疗垃圾桶，更换泪道冲洗针头，检查针头无钩，将注射器放入无菌注射盒中	
6. 核对病人 （1）至病人床旁，请病人说出床号、姓名及过敏史，护士复述其床号、姓名及过敏史，核对腕带信息；无法正常沟通的病人，双人核对腕带信息 （2）协助病人至处置室，取坐位	
7. 挤压泪囊部　护士用无菌棉签放置于病人泪囊部位稍作按压，观察有无黏液或脓性分泌物排出，并尽量将分泌物排空（图 3-1） 图 3-1　挤压泪囊部	
8. 局部表面麻醉　再次核对病人床号、姓名、眼别，将表面麻醉剂按滴眼药法滴入下睑结膜囊后嘱病人闭眼休息片刻。也可将蘸有表面麻醉剂的棉签放置于病人内眦部，嘱其双手持棉签，闭眼夹持 3~5 分钟（图 3-2）	

操作流程	要点与说明
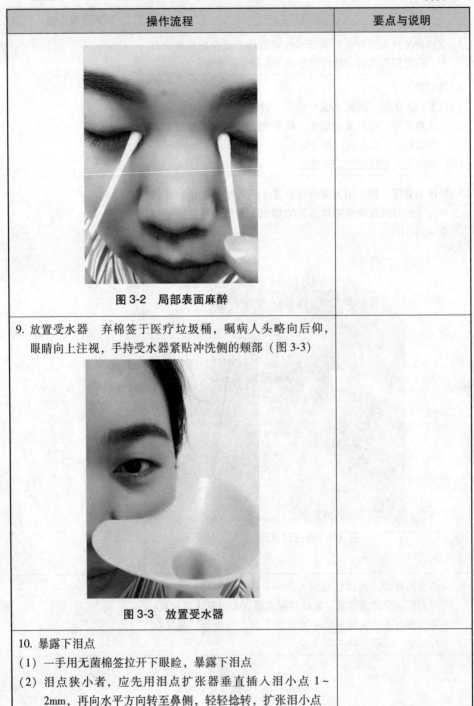 图 3-2　局部表面麻醉	
9. 放置受水器　弃棉签于医疗垃圾桶，嘱病人头略向后仰，眼睛向上注视，手持受水器紧贴冲洗侧的颊部（图 3-3） 图 3-3　放置受水器	
10. 暴露下泪点 （1）一手用无菌棉签拉开下眼睑，暴露下泪点 （2）泪点狭小者，应先用泪点扩张器垂直插入泪小点 1～2mm，再向水平方向转至鼻侧，轻轻捻转，扩张泪小点	

操作流程	要点与说明
11. 插入冲洗针头　一手持注射器,将泪道冲洗针头垂直插入下泪点 1~2mm,然后转为水平方向向鼻侧进入下泪小管,将针头推进 4~6mm,若进针遇到阻力时,不可暴力推进(图 3-4) 图 3-4　插入冲洗针头	• 以防损伤泪道
12. 注入冲洗液　将冲洗液缓慢注入泪道,同时询问病人有无液体流入鼻腔或咽腔,观察上下泪点处有无液体或分泌物反流、推行中有无阻力,判断有无泪道狭窄	• 操作轻巧、准确
13. 冲洗结果判断 (1) 泪道通畅:注入冲洗液时无阻力,泪道无液体反流,病人诉有液体流入鼻腔或口咽部 (2) 泪道狭窄:冲洗液从上泪点反流,但加压注入冲洗液后通畅 (3) 泪小管阻塞:注入冲洗液时有阻力,冲洗液从原路返回,口咽部无液体流入 (4) 泪总管阻塞:注入冲洗液时有阻力,冲洗液从上泪点反流,口咽部无液体流入 (5) 鼻泪管阻塞:注入较多冲洗液后从上泪点反流,并可带有黏性分泌物	• 观察分泌物的量和性质,若分泌物为脓性,则提示合并慢性泪囊炎

续表

操作流程	要点与说明
14. 清洁眼周　冲洗完毕，退出针头，用棉签或无菌纱布块擦干流出的液体及分泌物，将棉签或无菌纱布块弃于医疗垃圾桶，将针头弃于利器盒内，注射器弃于医疗垃圾桶	
15. 安置病人　协助病人回床位，取舒适体位，将呼叫器放置于病人随手可及处，感谢病人配合	
16. 再次核对病人　查看执行项目表（附件1），再次核对病人床号、姓名、药名、用法、治疗项目；持PDA登录移动护理，点击执行确认	• 取得病人的配合，保证其安全
17. 告知病人注意事项　告知病人若眼部出现刺激症状等不适及时通知护士	
18. 观察并记录　观察病人治疗后的反应，若病人泪道阻塞或有脓性分泌物及时报告医师并予以处理，持PDA登录移动护理，在一般护理记录单（附件2）上记录	
19. 整理用物　回处置室，整理用物，洗手	

【参考文件】

1. 赵家良. 眼科诊疗常规. 北京：中国医药科技出版社，2012.
2. 护士条例. 中华人民共和国国务院. 2008.

【文件保留】　1年

【附件】

附件1　执行项目表
附件2　一般护理记录单

【质控要点】

1. 冲洗前，用棉签挤压泪囊部，观察有无黏液或脓性分泌物排出，并尽量将分泌物排空。
2. 若进针遇到阻力时，不可暴力推进，以防损伤泪道。

【文件交付】

1. 医疗副院长
2. 医务处
3. 护理部主任
4. 临床科室主任（眼科）
5. 科护士长（所有）
6. 护士长（所有护理单元）

泪道冲洗技术评分标准

科室：   姓名：

项目	总分	技术操作要求	权重				得分	备注
			A	B	C	D		
操作过程	90	洗手，戴口罩	3	2	1	0		
		核对医嘱	4	3	2	0		
		解释并评估	5	3	1	0		
		遵医嘱配药	5	3	1	0		
		更换冲洗针头	3	2	1	0		
		核对病人	4	3	2	0		
		挤压泪囊部	5	3	1	0		
		局部表面麻醉	5	3	1	0		
		放置受水器	3	2	1	0		
		暴露下泪点	4	3	2	0		
		插入冲洗针头	10	6	2	0		
		注入冲洗液	6	4	2	0		
		冲洗结果判断	10	6	2	0		
		清洁眼周	5	3	1	0		
		安置病人	4	3	2	0		
		再次核对病人	5	3	1	0		
		告知病人注意事项	4	3	2	0		
		观察并记录	3	2	1	0		
		整理用物	2	1	0	0		

续表

项目	总分	技术操作要求	权重				得分	备注
			A	B	C	D		
评价	10	操作动作轻巧、熟练	4	3	2	0		
		沟通有效	3	2	1	0		
		关心病人感受	3	2	1	0		
总分	100							

主考教师： 考核日期：

四、结膜囊冲洗技术

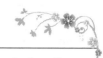

conjunctiva sac irrigation

【目的与适用范围】

制定本规章与流程的目的是规范护士为病人进行结膜囊冲洗时应遵循的操作程序，以保证治疗有效。

【规章】

护士发现医嘱违反法律、法规、规章或者诊疗技术规范规定的，应当及时向开具医嘱的医师提出；必要时，应当向该医师所在科室的负责人或者医疗卫生机构负责医疗服务管理的人员报告。

【名词释义】 无

【流程】

（一）必需品

治疗车、治疗盘、无菌棉签、无菌眼垫或无菌纱布块、所需药品、洗眼壶（按需）、受水器、速干手消毒剂、医疗垃圾桶、生活垃圾桶。

（二）操作

操作流程	要点与说明
1. 洗手，戴口罩	
2. 核对医嘱　两名护士共同持执行项目表（附件 1）与医嘱核对床号、姓名、药名、浓度、剂量、用法、时间、眼别，无误后在执行项目表（附件 1）上签字	• 每次治疗及用药前必须双人核对确保安全，注意医嘱的更新 • 注意核对眼别
3. 解释并评估　至病人床旁，核对床号、姓名及眼别，向病人解释操作目的并评估病人病情及眼部情况，角膜穿孔及眼球穿通伤的病人不可冲洗结膜囊	• 保证病人正确 • 取得病人的配合 • 防止造成眼内感染

续表

操作流程	要点与说明
4. 遵医嘱配药　准备并检查用物,遵医嘱配药	
5. 核对病人 (1) 至病人床旁,请病人说出床号、姓名、眼别及过敏史,护士复述其床号、姓名、眼别,核对腕带信息;无法正常沟通的病人,双人核对腕带信息 (2) 协助病人至处置室,持 PDA 登录移动护理,扫描病人腕带,查看医嘱	
6. 放置受水器　协助病人取坐位或仰卧位,头略后仰并偏向冲洗侧,眼睛向上注视,病人手持受水器紧贴冲洗侧的颊部(图 4-1) 图 4-1　放置受水器	• 接收流下的液体
7. 冲洗结膜囊　再次核对病人床号、姓名、眼别 (1) 以洗眼壶冲洗法为例 1) 护士手持洗眼壶,嘱病人轻闭双眼,先冲洗眼睑及周围皮肤 2) 冲洗下结膜囊:护士一手持无菌棉签下拉下眼睑,充分暴露下穹窿部,另一手持冲洗药液在冲洗眼的上方 3~5cm 连续冲洗,同时嘱病人眼球向四周转动 3) 冲洗上结膜囊:嘱病人向下注视,护士协助病人翻转上眼睑,充分暴露上穹窿部。持冲洗液在冲洗眼的上方 3~5cm 连续冲洗,同时嘱病人眼球向四周转动	

操作流程	要点与说明
（2）瓶口不能触及眼部，冲洗液不可直射角膜	• 以防污染冲洗液或碰伤眼睛
（3）角膜溃疡的病人结膜囊冲洗时，不能翻转眼睑，也不可对眼球加压	• 防止造成角膜穿孔
（4）化学伤冲洗时，冲洗应及时，争分夺秒。充分暴露上下穹窿部结膜囊，反复多次冲洗	• 防止化学物质残留
（5）如使用滴眼液或其他冲洗装置，方法同洗眼壶冲洗法（图4-2、图4-3）	

图 4-2a　冲洗下结膜囊

图 4-2b　洗眼壶冲洗下结膜囊

续表

操作流程	要点与说明
 图 4-3a　冲洗上结膜囊 图 4-3b　洗眼壶冲洗上结膜囊	
8. 清洁眼周　冲洗完毕，告知病人闭眼，用无菌纱布块擦净眼睑及眼周皮肤。弃棉签、纱布于医疗垃圾桶内，将受水器及洗眼壶置于治疗车下层	
9. 安置病人　协助病人回床位，取舒适体位，将呼叫器放置于病人随手可及处，感谢病人配合	

续表

操作流程	要点与说明
10. 再次核对病人　查看执行项目表（附件1），再次核对病人床号、姓名、药名、用法、眼别；持 PDA 登录移动护理，点击执行确认	• 取得病人的配合，保证其安全
11. 告知病人注意事项 （1）冲洗完毕不要用手触及眼部，以保持眼部清洁 （2）若眼部出现刺激症状等不适时及时通知护士	
12. 观察并记录　观察病人治疗后的反应，检查冲洗是否彻底，病人眼内是否还有异物，若有异常及时报告医师并予以处理，持 PDA 登录移动护理，在一般护理记录单（附件2）上记录	
13. 整理用物　回处置室，整理用物，洗手	

【参考文件】

1. 李敏. 眼耳鼻喉口腔科护理学. 第 2 版. 北京：人民卫生出版社，2012.
2. 护士条例. 中华人民共和国国务院. 2008.

【文件保留】　1 年

【附件】

附件 1　执行项目表
附件 2　一般护理记录单

【质控要点】

1. 瓶口不能触及眼部，冲洗液不可直射角膜。
2. 角膜溃疡的病人结膜囊冲洗时，不能翻转眼睑，也不可对眼球加压。
3. 化学伤冲洗时，应充分暴露上下穹隆部，反复多次冲洗。

【文件交付】

1. 医疗副院长
2. 医务处
3. 护理部主任
4. 临床科室主任（眼科）

5. 科护士长（所有）

6. 护士长（所有护理单元）

结膜囊冲洗技术评分标准

科室：　　　　　　　　　　　　　　　　　　　　　　　姓名：

项目	总分	技术操作要求	权重				得分	备注
			A	B	C	D		
操作过程	90	洗手，戴口罩	4	3	2	0		
		核对医嘱	4	3	2	0		
		解释并评估	6	4	2	0		
		遵医嘱配药	8	6	3	0		
		核对病人	6	4	2	0		
		放置受水器	6	4	2	0		
		冲洗结膜囊	20	12	4	0		
		清洁眼周	10	6	2	0		
		安置病人	4	3	2	0		
		再次核对病人	6	4	2	0		
		告知病人注意事项	6	4	2	0		
		观察并记录	6	4	2	0		
		整理用物	4	3	2	0		
评价	10	操作动作熟练、节力	4	3	2	0		
		沟通有效	3	2	1	0		
		关心病人感受	3	2	1	0		
总分	100							

主考教师：　　　　　　　　　　　　　　　考核日期：

五、 结膜下注射技术

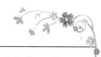

subconjunctival injection

【目的与适用范围】

制定本规章与流程的目的是规范护士为病人进行结膜下注射时应遵循的操作程序，以保证给药正确。

【规章】

1. 护士发现医嘱违反法律、法规、规章或者诊疗技术规范规定的，应当及时向开具医嘱的医师提出；必要时，应当向该医师所在科室的负责人或者医疗卫生机构负责医疗服务管理的人员报告。

2. 给药时应做到双人核对及"三查七对一注意"：三查是操作前、操作中、操作后查对；七对是指查对床号、姓名、药名、浓度、剂量、用法、时间；一注意是注意用药后反应。

【名词释义】 无

【流程】

（一）必需品

治疗车、治疗盘、无菌盒、一次性 1ml 注射器、无菌棉签、表面麻醉剂、安尔碘皮肤消毒剂、抗生素眼药、污物杯、利器盒、速干手消毒剂、医疗垃圾桶、生活垃圾桶。

（二）操作

操作流程	要点与说明
1. 洗手，戴口罩	
2. 核对医嘱　两名护士共同持注射标签（附件 3）、执行项目表（附件 1）与医嘱核对床号、姓名、药名、浓度、剂量、用法、时间、眼别，无误后在执行项目表（附件 1）上签字	• 每次用药前必须双人核对确保安全，注意医嘱的更新 • 注意核对眼别
3. 解释并评估　至病人床旁，核对床号、姓名，向病人解释操作目的并评估病人病情及眼部情况	• 保证病人正确 • 取得病人的配合
4. 遵医嘱配药　准备并检查用物，遵医嘱配药	
5. 核对病人　推车携物至病人床旁，请病人说出床号、姓名、眼别及过敏史，护士复述其床号、姓名、眼别，核对腕带信息；无法正常沟通的病人，双人核对腕带信息，持 PDA 登录移动护理，扫描注射标签（附件 3），核对小瓶/安瓿，并扫描腕带进行确认	
6. 选择注射部位　协助病人取仰卧位，用无菌棉签拉开下眼睑，常用注射部位为颞下方近穹窿部球结膜（图 5-1） 图 5-1　选择注射部位	
7. 局部表面麻醉　在结膜囊内滴入表面麻醉剂 1~2 滴，嘱病人闭眼 1~2 分钟（图 5-2）	

续表

操作流程	要点与说明
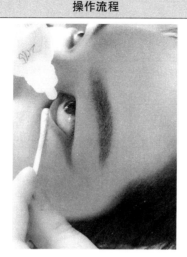 图 5-2　局部表面麻醉	
8. 排气　从无菌盒中取出注射器，取下小瓶/安瓿弃于利器盒内，再次排气，确认一次性注射器中无气泡	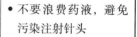 不要浪费药液，避免污染注射针头
9. 注射　再次核对病人床号、姓名、眼别，左手用无菌棉签拉开病人下眼睑，嘱病人向上注视，暴露下方穹窿部球结膜，右手持注射器，注射针头与角膜缘平行，距角膜 5~6mm，避开血管，针尖朝向巩膜，刺入结膜下 2~3mm，确定未穿透巩膜（向外移动针头，如穿透巩膜，则无法移动），然后缓慢推注药液至球结膜隆起（图 5-3） 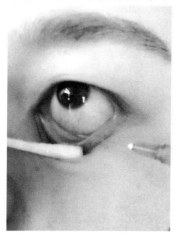 图 5-3　结膜下注射	• 注射时谨防针头穿通眼球壁 • 针头不能朝向角膜或离角膜缘太近，以免发生危险

续表

操作流程	要点与说明
10. 撤出针头　注射毕，平行撤出针头。将棉签弃于医疗垃圾桶，将针头弃于利器盒内，注射器弃于医疗垃圾桶	
11. 安置病人　协助病人取舒适体位，将呼叫器放置于病人随手可及处，感谢病人配合	• 便于病人呼叫医护人员
12. 再次核对病人　查看执行项目表（附件 1），核对病人床号、姓名、药名、眼别	• 取得病人的配合，保证其安全
13. 告知病人注意事项 （1）注射后结膜下形成水疱是正常现象 （2）如自觉不适或注射后出现眼球胀痛，立即通知医护人员	
14. 观察并记录　观察病人用药后的反应，若有异常及时报告医师并予以处理，持 PDA 登录移动护理，在一般护理记录单（附件 2）上记录	
15. 整理用物　卫生手消毒，推车回处置室，整理用物，洗手	

【参考文件】

1. 赵家良. 眼科诊疗常规. 北京：中国医药科技出版社，2012.

2. 李敏. 眼耳鼻喉口腔科护理学. 第 2 版. 北京：人民卫生出版社，2012.

3. 爱琳斯. Wills 眼科手册. 第 5 版. 曲毅，译. 济南：山东科学技术出版社，2010.

4. 护士条例. 中华人民共和国国务院. 2008.

【文件保留】　1 年

【附件】

附件 1　执行项目表

附件 2　一般护理记录单

附件 3　注射标签

【质控要点】

1. 注射时谨防针头穿通眼球壁。

2. 针头不能朝向角膜或离角膜缘太近，以免发生危险。

【文件交付】

1. 医疗副院长
2. 医务处
3. 护理部主任
4. 临床科室主任（眼科）
5. 科护士长（所有）
6. 护士长（所有护理单元）

结膜下注射技术评分标准

科室：   姓名：

项目	总分	技术操作要求	权重				得分	备注
			A	B	C	D		
操作过程	90	洗手，戴口罩	3	2	1	0		
		核对医嘱	4	3	2	0		
		解释并评估	6	4	2	0		
		遵医嘱配药	10	6	2	0		
		核对病人	5	3	1	0		
		选择注射部位	12	8	4	0		
		局部表面麻醉	5	3	1	0		
		排气	4	3	2	0		
		注射	12	8	4	0		
		撤出针头	4	3	2	0		
		安置病人	4	3	2	0		
		再次核对病人	6	4	2	0		
		告知病人注意事项	6	4	2	0		
		观察并记录	5	3	1	0		
		整理用物	4	3	2	0		
评价	10	操作动作轻柔、熟练	4	3	2	0		
		沟通有效	3	2	1	0		
		关心病人感受	3	2	1	0		
总分	100							

主考教师：   考核日期：

六、 球周注射技术

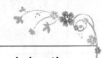

peribulbar injection

【目的与适用范围】

制定本规章与流程的目的是规范护士为病人进行球周注射时应遵循的操作程序，以保证给药正确。

【规章】

1. 护士发现医嘱违反法律、法规、规章或者诊疗技术规范规定的，应当及时向开具医嘱的医师提出；必要时，应当向该医师所在科室的负责人或者医疗卫生机构负责医疗服务管理的人员报告。

2. 给药时应做到双人核对及"三查七对一注意"：三查是操作前、操作中、操作后查对；七对是指查对床号、姓名、药名、浓度、剂量、用法、时间；一注意是注意用药后反应。

【名词释义】 无

【流程】

（一）必需品

治疗车、治疗盘、安尔碘皮肤消毒剂、无菌棉签、一次性2ml注射器、无菌盒、污物杯、速干手消毒剂、利器盒、医疗垃圾桶、生活垃圾桶。

（二）操作

操作流程	要点与说明
1. 洗手，戴口罩	
2. 核对医嘱 两名护士共同持注射标签（附件3）、执行项目表（附件1）与医嘱核对床号、姓名、药名、浓度、剂量、用法、时间、眼别，无误后在执行项目表（附件1）上签字	• 每次用药前必须双人核对确保安全，注意医嘱的更新 • 注意核对眼别

续表

操作流程	要点与说明
3. 解释并评估 （1）至病人床旁，核对床号、姓名、眼别，向病人解释操作目的并评估病人病情及眼部情况 （2）若病人需要热敷，应与注射相隔 20~30 分钟	• 保证病人正确，取得病人的配合 • 防止引起眼部肿胀
4. 遵医嘱配药　准备并检查用物，遵医嘱配药	• 遵循无菌操作原则
5. 核对病人 （1）推车携物至病人床旁，请病人说出床号、姓名、眼别及过敏史，护士复述其床号、姓名、眼别，核对腕带信息；无法正常沟通的病人，双人核对腕带信息 （2）持 PDA 登录移动护理，扫描注射标签（附件 3），核对小瓶/安瓿，再扫描腕带进行确认	
6. 选择注射部位 （1）协助病人取仰卧位 （2）左手持棉签于眶下缘中、外 1/3 交界处稍上方进行定位（图 6-1） 图 6-1　选择注射部位	• 定位时可感觉到该部位为软组织，距离眼球壁有一定空间
7. 消毒皮肤　嘱病人闭眼，用安尔碘棉签扇形消毒下睑外侧近眶缘处皮肤，直径≥3cm（图 6-2），待干后再次消毒，消毒的范围应小于第一次	

续表

操作流程	要点与说明
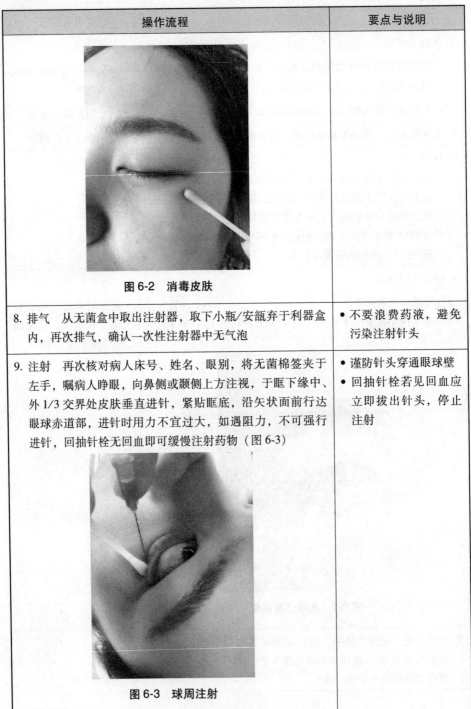 图 6-2 消毒皮肤	
8. 排气 从无菌盒中取出注射器，取下小瓶/安瓿弃于利器盒内，再次排气，确认一次性注射器中无气泡	• 不要浪费药液，避免污染注射针头
9. 注射 再次核对病人床号、姓名、眼别，将无菌棉签夹于左手，嘱病人睁眼，向鼻侧或颞侧上方注视，于眶下缘中、外 1/3 交界处皮肤垂直进针，紧贴眶底，沿矢状面前行达眼球赤道部，进针时用力不宜过大，如遇阻力，不可强行进针，回抽针栓无回血即可缓慢注射药物（图 6-3） 图 6-3 球周注射	• 谨防针头穿通眼球壁 • 回抽针栓若见回血应立即拔出针头，停止注射

操作流程	要点与说明
10. 按压注射部位　注射毕，缓慢拔出针头，告知病人闭合眼睑，用无菌棉签轻压注射部位至不出血为止。注射器毁形后与棉签一同置于医疗垃圾桶内，针头弃入利器盒	
11. 安置病人　协助病人取舒适体位，将呼叫器放置于病人随手可及处，感谢病人配合	• 便于病人呼叫医护人员
12. 再次核对病人　查看执行项目表（附件1），核对病人床号、姓名、药名、眼别	• 取得病人的配合，保证其安全
13. 告知病人注意事项　如注射后出现睁眼困难，眼球胀痛，结膜下或下眼睑皮下淤血或无光感应立即通知医护人员	
14. 观察并记录　观察病人用药后的反应，若有异常及时报告医师并予以处理，持PDA登录移动护理，在一般护理记录单（附件2）上记录	
15. 整理用物　卫生手消毒，推车回处置室，整理用物，洗手	

【参考文件】

1. 赵家良. 眼科诊疗常规. 北京：中国医药科技出版社，2012.
2. 李敏. 眼耳鼻喉口腔科护理学. 第2版. 北京：人民卫生出版社，2012.
3. 护士条例. 中华人民共和国国务院. 2008.

【文件保留】　1年

【附件】

附件1　执行项目表
附件2　一般护理记录单
附件3　注射标签

【质控要点】

1. 进针时用力不宜过大，如遇阻力，不可强行进针，谨防针头穿通眼球壁。
2. 回抽针栓若见回血应立即拔出针头，停止注射。
3. 若病人需要热敷，应与注射相隔20~30分钟。

【文件交付】

1. 医疗副院长
2. 医务处
3. 护理部主任
4. 临床科室主任（眼科）
5. 科护士长（所有）
6. 护士长（所有护理单元）

球周注射技术评分标准

科室：　　　　　　　　　　　　　　　　　　　　　　姓名：

项目	总分	技术操作要求	权重				得分	备注
			A	B	C	D		
操作过程	90	洗手，戴口罩	3	2	1	0		
		核对医嘱	4	3	2	0		
		解释并评估	6	4	2	0		
		遵医嘱配药	10	6	2	0		
		核对病人	5	3	1	0		
		选择注射部位	12	8	4	0		
		消毒皮肤	5	3	1	0		
		排气	4	3	2	0		
		注射	12	8	4	0		
		按压注射部位	4	3	2	0		
		安置病人	4	3	2	0		
		再次核对病人	6	4	2	0		
		告知病人注意事项	6	4	2	0		
		观察并记录	5	3	1	0		
		整理用物	4	3	2	0		
评价	10	操作动作轻柔、熟练	4	3	2	0		
		注射部位选择准确	3	2	1	0		
		关心病人感受	3	2	1	0		
总分	100							

主考教师：　　　　　　　　　　　　　　考核日期：

七、 球后注射技术

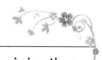

retrobulbar injection

【目的与适用范围】

制定本规章与流程的目的是规范护士为病人进行球后注射时应遵循的操作程序，以保证病人安全。

【规章】

1. 护士发现医嘱违反法律、法规、规章或者诊疗技术规范规定的，应当及时向开具医嘱的医师提出；必要时，应当向该医师所在科室的负责人或者医疗卫生机构负责医疗服务管理的人员报告。

2. 给药时应做到双人核对及"三查七对一注意"：三查是操作前、操作中、操作后查对；七对是指查对床号、姓名、药名、浓度、剂量、用法、时间；一注意是注意用药后反应。

【名词释义】 无

【流程】

（一）必需品

无菌注射盒、一次性 2ml 注射器、一次性 5 号球后针头、无菌棉签、无菌纱布块、无菌棉球、所需药品、安尔碘皮肤消毒剂、医用胶带、砂轮、医疗垃圾桶、生活垃圾桶、利器盒。

（二）操作

操作流程	要点与说明
1. 洗手，戴口罩	
2. 核对病人 （1）请病人说出姓名、治疗项目及治疗部位，护士复述病人姓名、治疗项目及治疗部位，两名医护人员共同持病人就诊卡和治疗单，核对病人姓名、性别、年龄、就诊卡号、治疗项目及治疗部位 （2）无法正常沟通的病人，与家属核对信息	• 每次用药前必须双人核对确保安全 • 保证病人正确
3. 解释并评估 （1）解释操作目的及注意事项 （2）评估眼部有无肿胀、分泌物，注射部位皮肤无硬结、瘢痕、破溃、皮肤病 （3）评估病人的合作程度	• 取得病人的配合
4. 安置病人　协助病人卧于诊床，取仰卧位	
5. 准备并检查用物　洗手，准备并检查用物 （1）检查各种物品在有效期内，外包装完好，无潮湿、破损 （2）检查并核对药名、浓度、剂量、用法、时间正确，在有效期之内，无变色、沉淀、混浊、絮状物，瓶装药液瓶口无松动，瓶体无裂痕、渗漏	
6. 核对药品 （1）护士持门诊病历、小瓶/安瓿，核对姓名、药名、浓度、剂量、用法、时间 （2）护士单独在岗，请一名医师核对以上内容	• 确保药品正确
7. 遵医嘱配药，并将一次性球后针头与注射器连接、排气	
8. 再次核对药品　另一名护士再次确认姓名、药名、浓度、剂量、用法、时间，无误后放入无菌注射盒中	• 确保药品正确
9. 再次核对病人 （1）再次请病人说出姓名、治疗项目及治疗部位，护士复述病人姓名、治疗项目及治疗部位 （2）无法正常沟通的病人，与家属核对信息	
10. 选择穿刺部位　手持无菌棉签于眶下缘中、外 1/3 交界处稍上方，向下触探，感觉该部位为疏松组织，此处即为穿刺部位（图 7-1）	• 确保进针部位正确

操作流程	要点与说明
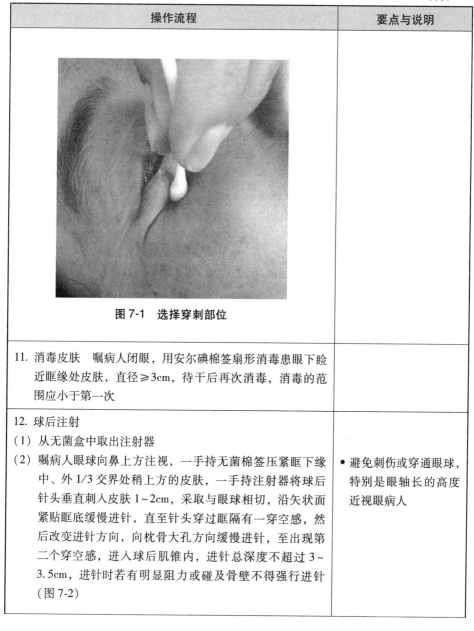 图 7-1 选择穿刺部位	
11. 消毒皮肤 嘱病人闭眼，用安尔碘棉签扇形消毒患眼下睑近睑缘处皮肤，直径≥3cm，待干后再次消毒，消毒的范围应小于第一次	
12. 球后注射 （1）从无菌盒中取出注射器 （2）嘱病人眼球向鼻上方注视，一手持无菌棉签压紧睑下缘中、外 1/3 交界处稍上方的皮肤，一手持注射器将球后针头垂直刺入皮肤 1~2cm，采取与眼球相切，沿矢状面紧贴眶底缓慢进针，直至针头穿过眶隔有一穿空感，然后改变进针方向，向枕骨大孔方向缓慢进针，至出现第二个穿空感，进入球后肌锥内，进针总深度不超过 3~3.5cm，进针时若有明显阻力或碰及骨壁不得强行进针（图 7-2）	• 避免刺伤或穿通眼球，特别是眼轴长的高度近视眼病人

操作流程	要点与说明
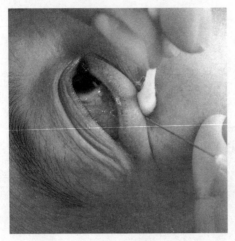 图 7-2　进针	
（3）回抽针栓无回血即可缓慢注射药物（图 7-3），回抽针栓 　　若有回血，应立即拔出针头，将无菌纱布覆盖穿刺点， 　　用掌根压迫无菌纱布 3~5 分钟后重新注射 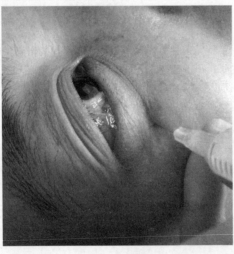 图 7-3　注射	• 避免将药物注入血管

操作流程	要点与说明
13. 按压注射部位 （1）注射完毕拔针，告知病人先闭合眼睑，将无菌纱布覆盖穿刺点，用掌根压迫无菌纱布 3~5 分钟（压迫 1 分钟，松弛 5 秒，再压迫 1 分钟，松弛 5 秒，连续 3 次），防止球后出血（图 7-4） 图 7-4　按压注射部位 （2）止血后，将纱布置于医疗垃圾桶内，用无菌棉球覆盖针眼，医用胶带固定	• 避免发生并发症
14. 整理用物　感谢病人配合，整理用物、诊床，洗手	
15. 注意事项　注射后若病人出现眼睑肿胀、皮下出血、眼球突出、眶压增高，则发生球后出血，应立即报告主管医师协同处理	

【参考文件】

1. 李敏. 眼耳鼻喉口腔科护理学. 第 2 版. 北京：人民卫生出版社，2012.
2. 护士条例. 中华人民共和国国务院. 2008.

【文件保留】　1 年

【附件】 无

【质控要点】

1. 进针时若有明显阻力或碰及骨壁不得强行进针，以免刺伤或穿通眼球，特别是高度近视眼眼轴长时。

2. 进针总深度不超过 3~3.5cm，避免刺伤神经和较大血管。

3. 注射完毕拔针，告知病人先闭合眼睑，将无菌纱布覆盖穿刺点，用掌根压迫无菌纱布 3~5 分钟（压迫 1 分钟，松弛 5 秒，再压迫 1 分钟，松弛 5 秒，连续 3 次），防止球后出血。

4. 注射后若病人出现眼睑肿胀、皮下出血、眼球突出、眶压增高，则发生球后出血，应立即通知主管医生协同处理。

【文件交付】

1. 医疗副院长
2. 医务处处长
3. 护理部主任
4. 临床科室主任（眼科）
5. 科护士长（所有）
6. 护士长（所有护理单元）

球后注射技术评分标准

科室：　　　　　　　　　　　　　　　　　　　　　　　姓名：

项目	总分	技术操作要求	权重				得分	备注
			A	B	C	D		
操作过程	90	洗手，戴口罩	3	2	1	0		
		核对病人	5	3	1	0		
		解释并评估	5	3	1	0		
		安置病人	4	3	2	0		
		准备并检查用物	4	3	2	0		
		核对药品	5	3	1	0		
		遵医嘱配药	5	3	1	0		
		再次核对药品	5	3	1	0		
		再次核对病人	5	3	1	0		

续表

项目	总分	技术操作要求	权重				得分	备注
			A	B	C	D		
操作过程	90	选择穿刺部位	12	8	4	0		
		消毒皮肤	6	4	2	0		
		球后注射	15	9	3	0		
		按压注射部位	12	8	4	0		
		整理用物	4	3	2	0		
评价	10	操作动作轻柔、熟练	4	3	2	0		
		沟通有效	3	2	1	0		
		关心病人感受	3	2	1	0		
总分	100							

主考教师：   考核日期：

八、 眼颞侧皮下注射技术

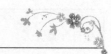

ocular temporal subcutaneous injection

【目的与适用范围】

制定本规章与流程的目的是规范护士为病人进行眼颞侧皮下注射时应遵循的操作程序，以保证病人安全。

【规章】

1. 护士发现医嘱违反法律、法规、规章或者诊疗技术规范规定的，应当及时向开具医嘱的医师提出；必要时，应当向该医师所在科室的负责人或者医疗卫生机构负责医疗服务管理的人员报告。

2. 给药时应做到双人核对及"三查七对一注意"：三查是操作前、操作中、操作后查对；七对是指查对床号、姓名、药名、浓度、剂量、用法、时间；一注意是注意用药后反应。

【名词释义】 无

【流程】

（一）必需品

无菌注射盒、无菌棉签、无菌棉球、无菌纱布、一次性 2ml 注射器、一次性 4½ 号针头、所需药品、安尔碘皮肤消毒剂、医用胶带、砂轮、医疗垃圾桶、生活垃圾桶、利器盒。

（二）操作

操作流程	要点与说明
1. 洗手，戴口罩	
2. 核对病人 （1）请病人说出姓名、治疗项目及治疗部位，护士复述病人姓名、治疗项目及治疗部位，两名医护人员共同持病人就诊卡和治疗单，核对病人姓名、性别、年龄、就诊卡号、治疗项目及治疗部位 （2）无法正常沟通的病人，与家属核对信息	• 每次用药前必须双人核对确保安全 • 保证病人正确
3. 解释并评估 （1）解释操作目的及注意事项 （2）评估注射部位皮肤无硬结、瘢痕、破溃、皮肤病 （3）评估病人的合作程度	• 取得病人的配合
4. 安置病人　协助病人至诊床，取端坐位或仰卧位	
5. 准备并检查用物　洗手，准备并检查用物 （1）检查各种物品在有效期内，一次性物品外包装完整 （2）检查并核对药名、浓度、剂量、用法、时间正确，在有效期之内，无变色、沉淀、混浊、絮状物，瓶体无裂痕	
6. 核对药品 （1）另一名护士持门诊病历、药品，核对姓名、药名、浓度、剂量、用法、时间 （2）护士单独在岗，请一名医师核对以上内容	• 确保药品正确
7. 遵医嘱配药，并将一次性4½号针头与注射器连接、排气	
8. 再次核对药品　另一名护士再次确认姓名、药名、浓度、剂量、用法、时间，无误后放入无菌注射盒中	• 确保药品正确
9. 再次核对病人 （1）请病人说出姓名、治疗项目及治疗部位，护士复述病人姓名、治疗项目及治疗部位 （2）无法正常沟通的病人，与家属核对信息	
10. 选择注射部位　于病人眉梢上 1cm①与发际缘②连线，框下缘外侧③与耳前发际缘④连线，①与③，②与④垂直相连，范围 4cm×5cm 以内（图8-1），	• 避开硬结、瘢痕、皮肤病

续表

操作流程	要点与说明
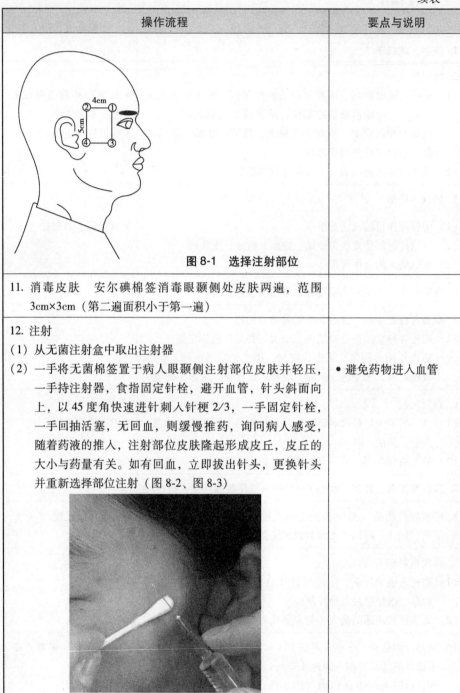 图 8-1　选择注射部位	
11. 消毒皮肤　安尔碘棉签消毒眼颞侧处皮肤两遍，范围 3cm×3cm（第二遍面积小于第一遍）	
12. 注射 （1）从无菌注射盒中取出注射器 （2）一手将无菌棉签置于病人眼颞侧注射部位皮肤并轻压，一手持注射器，食指固定针栓，避开血管，针头斜面向上，以 45 度角快速进针刺入针梗 2/3，一手固定针栓，一手回抽活塞，无回血，则缓慢推药，询问病人感受，随着药液的推入，注射部位皮肤隆起形成皮丘，皮丘的大小与药量有关。如有回血，立即拔出针头，更换针头并重新选择部位注射（图 8-2、图 8-3） 图 8-2　进针	• 避免药物进入血管

续表

操作流程	要点与说明
 图 8-3　注射 （3）注药完毕，干棉签置于穿刺点旁快速拔针，用棉签轻压穿刺点，确认穿刺点无出血后将棉签弃于医疗垃圾桶，将针头弃于利器盒，注射器弃于医疗垃圾桶 （4）用无菌棉球覆盖针眼，医用胶带固定	
13. 整理用物　感谢病人配合，整理用物、诊床，洗手	

【参考文件】

护士条例. 中华人民共和国国务院. 2008.

【文件保留】　1 年

【附件】　无

【质控要点】

1. 注射部位皮肤应避开硬结、瘢痕、皮肤病。
2. 回抽注射器有回血，立即拔出针头，更换针头并重新选择部位注射。

【文件交付】

1. 医疗副院长

2. 医务处处长

3. 护理部主任

4. 临床科室主任（眼科）

5. 科护士长（所有）

6. 护士长（所有护理单元）

眼颞侧皮下注射技术评分标准

科室：   姓名：

项目	总分	技术操作要求	权重				得分	备注
			A	B	C	D		
操作过程	90	洗手，戴口罩	3	2	1	0		
		核对病人	12	8	4	0		
		解释并评估	5	3	1	0		
		安置病人	5	3	1	0		
		准备并检查用物	5	3	1	0		
		核对药品	9	6	3	0		
		遵医嘱配药	5	3	1	0		
		再次核对药品	5	3	1	0		
		再次核对病人	5	3	1	0		
		选择注射部位	12	8	4	0		
		消毒皮肤	5	3	1	0		
		注射	15	9	3	0		
		整理用物	4	3	2	0		
评价	10	操作动作轻柔、熟练	4	3	2	0		
		沟通有效	3	2	1	0		
		关心病人感受	3	2	1	0		
总分	100							

主考教师：   考核日期：

九、 眼部自体血注射技术

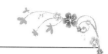

ocular autologous blood injection

【目的与适用范围】

制定本规章与流程的目的是规范护士为病人进行自体血注射时应遵循的操作程序,以保证病人安全。

【规章】

护士发现医嘱违反法律、法规、规章或者诊疗技术规范规定的,应当及时向开具医嘱的医师提出;必要时,应当向该医师所在科室的负责人或者医疗卫生机构负责医疗服务管理的人员报告。

【名词释义】 无

【流程】

(一)必需品

无菌棉签、无菌棉球、无菌输液贴、一次性 2ml 注射器、一次性 6 号针头、一次性 7 号针头、安尔碘皮肤消毒剂、止血带、医用胶带、医疗垃圾桶、生活垃圾桶、利器盒。

(二)操作

操作流程	要点与说明
1. 洗手,戴口罩	
2. 核对病人 (1)请病人说出姓名、治疗项目及治疗部位,护士复述病人姓名、治疗项目及治疗部位,两名医护人员共同持病人就诊卡和治疗单,核对病人姓名、性别、年龄、就诊卡号、治疗项目及治疗部位 (2)无法正常沟通的病人,与家属核对信息	• 每次治疗前必须双人核对确保安全 • 保证病人正确

续表

操作流程	要点与说明
3. 解释并评估 （1）解释操作目的及注意事项 （2）评估眼部有无肿胀、分泌物，注射部位皮肤无硬结、瘢痕、破溃、皮肤病 （3）评估病人合作程度	• 取得病人配合
4. 准备并检查用物　检查各种物品在有效期内，一次性物品外包装完整	
5. 安置病人 （1）协助病人卧于诊床，取仰卧位 （2）再次请病人说出姓名、治疗项目及治疗部位，护士复述病人姓名、治疗项目及治疗部位 （3）告知病人松解腰带	• 确保病人正确
6. 抽取静脉血　按照《静脉血标本采集技术》的规章与流程，抽取静脉血 2ml，更换一次性 6 号针头	
7. 选择球旁注射部位　按照《球后注射技术》的规章与流程，选择注射部位	
8. 消毒皮肤　嘱病人闭眼，用安尔碘棉签扇形消毒患眼下睑近眶缘处皮肤，直径≥3cm，待干后再次消毒，消毒的范围应小于第一次	
9. 自体血球旁注射 （1）告知病人眼球向鼻上方注视，一手持无菌棉签压紧眶下缘中、外 1/3 交界处稍上方的皮肤，一手持注射器将针头紧靠眶下壁垂直刺入约 2cm，进针时若有明显阻力或碰及骨壁，不得强行进针，缓慢注入自体血 0.5ml 注射完毕拔针，无菌棉签按压进针处 1 分钟 （2）止血后，将棉签置于医疗垃圾桶内，用无菌棉球覆盖针眼，医用胶带固定	• 避免刺伤或穿通眼球 • 将自身血液重新注入身体后，刺激机体产生抗出血的抗体，从而达到抗眼底出血的目的
10. 肌内注射　将剩余自体血 1.5ml，按照《肌内注射技术》的规章与流程，注入病人体内	
11. 整理用物　协助病人穿衣，感谢病人配合，整理用物、诊床，洗手	

【参考文件】

护士条例. 中华人民共和国国务院. 2008.

【文件保留】 1 年

【附件】 无

【质控要点】

进针时若有明显阻力或碰及骨壁，不得强行进针，避免刺伤或穿通眼球，特别是高度近视眼眼轴长时。

【文件交付】

1. 医疗副院长
2. 护理部主任
3. 临床科室主任（眼科）
4. 科护士长（所有）
5. 护士长（所有护理单元）

眼部自体血注射技术评分标准

科室：　　　　　　　　　　　　　　　　　　　　　　　　　　　　姓名：

项目	总分	技术操作要求	权重				得分	备注
			A	B	C	D		
操作过程	90	洗手，戴口罩	4	3	2	0		
		核对病人	12	8	4	0		
		解释并评估	5	3	1	0		
		准备并检查用物	5	3	1	0		
		安置病人	5	3	1	0		
		抽取静脉血	9	6	3	0		
		选择球旁注射部位	12	8	4	0		
		消毒皮肤	5	3	1	0		
		自体血球旁注射	20	12	4	0		
		肌内注射	8	6	3	0		
		整理用物	5	3	1	0		

续表

项目	总分	技术操作要求	权重				得分	备注
			A	B	C	D		
评价	10	操作动作轻柔、熟练	4	3	2	0		
		沟通有效	3	2	1	0		
		关心病人感受	3	2	1	0		
总分	100							

主考教师：　　　　　　　　　　　　　　考核日期：

十、眼球结膜拆线技术

techniques of removal of conjunctiva sutures

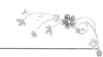

【目的与适用范围】

制定本规章与流程的目的是规范护士为眼科病人进行结膜拆线时应遵循的操作程序，以保证拆线过程病人安全。

【规章】 无

【名词释义】 无

【流程】

（一）必需品

裂隙灯、无菌器械盒（无菌显微镊、无菌显微剪）、盛有无菌持物钳的容器、无菌棉签、无菌纱布、表面麻醉剂、0.9%氯化钠注射液、抗生素滴眼液、75%乙醇溶液、医用胶带、医疗垃圾桶、生活垃圾桶。

（二）操作

操作流程	要点与说明
1. 洗手，戴口罩	
2. 核对病人 （1）请病人说出姓名、治疗项目及治疗部位，护士复述病人姓名、治疗项目及治疗部位，两名医护人员共同持病人就诊卡和治疗单，核对病人姓名、性别、年龄、就诊卡号、治疗项目及治疗部位 （2）无法正常沟通的病人，与家属核对信息	• 每次用药前必须双人核对确保安全 • 保证医嘱的正确性
3. 解释并评估 （1）解释操作目的及注意事项 （2）评估缝线位置、伤口无红、肿、热、痛、皮下波动感及脓性分泌物 （3）评估病人的合作程度	• 取得病人的配合

续表

操作流程	要点与说明
4. 准备并检查用物　洗手，准备并检查用物 (1) 检查各种物品在有效期内，一次性物品外包装完整 (2) 检查并核对药名、浓度、剂量、用法，在有效期之内，无变色、沉淀、混浊、絮状物 (3) 打开裂隙灯电源，检查光源是否正常	
5. 安置病人 (1) 协助病人坐于裂隙灯前 (2) 再次请病人说出姓名、治疗项目及治疗部位，护士复述病人姓名、治疗项目及治疗部位	• 保证操作部位正确
6. 表面麻醉　向患眼结膜囊内滴入表面麻醉剂1~2滴，间隔3~5分钟再滴一次	• 保证病人无疼痛
7. 调试裂隙灯 (1) 调试头架、下颌托 (2) 打开裂隙灯，调好裂隙和亮度 (3) 协助病人摆好头位，告知双眼直视前方保持不动	• 避免强光直射眼部 • 以保证拆线过程中病人的安全
8. 拆除球结膜缝线（图10-1A）（图10-1B） (1) 打开无菌器械盒，一手持无菌持物钳，夹出显微镊、显微剪 图10-1A　裂隙灯下拆结膜线	

续表

操作流程	要点与说明
 图 10-1B　裂隙灯下拆结膜线 （2）一手拇指和中指分开上下眼睑，充分暴露球结膜 （3）一手持显微镊轻触球结膜，评估黏膜麻醉深度 （4）裂隙灯光源自鼻侧向颞侧慢慢移动，在有缝线的球结膜位置固定光源 （5）一手持显微镊夹住线头，另一手持显微剪剪断线环的一侧，显微镊夹出缝线，观察线环是否完整	
9. 点眼药、遮盖患眼 （1）遵医嘱患眼结膜囊内滴入抗生素滴眼液 （2）无菌纱布覆盖，医用胶带固定	
10. 告知病人　拆线后 24 小时内眼内勿进水、勿弄湿伤口	• 防止感染
11. 整理用物　感谢病人配合，整理用物，诊床，洗手	

【参考文件】

护士条例. 中华人民共和国国务院. 2008.

【文件保留】　1 年

【附件】　无

【质控要点】

告知病人拆线后 24 小时内眼内勿进水、勿弄湿伤口，防止感染。

【文件交付】

1. 医疗副院长
2. 医务处处长
3. 护理部主任
4. 临床科室主任（眼科）
5. 科护士长（所有）
6. 护士长（所有护理单元）

眼球结膜拆线技术评分标准

科室：　　　　　　　　　　　　　　　　　　　　　　　　　　　　姓名：

项目	总分	技术操作要求	权重				得分	备注
			A	B	C	D		
操作过程	90	洗手，戴口罩	3	2	1	0		
		核对病人	9	6	3	0		
		解释并评估	8	6	3	0		
		准备并检查用物	4	3	2	0		
		安置病人	4	3	2	0		
		表面麻醉	9	6	3	0		
		调试裂隙灯	9	6	3	0		
		拆除球结膜缝线	20	12	4	0		
		点眼药、遮盖患眼	12	8	4	0		
		告知病人	10	6	2	0		
		整理用物	2	1	0	0		
评价	10	操作动作轻柔、熟练	4	3	2	0		
		沟通有效	3	2	1	0		
		关心病人感受	3	2	1	0		
总分	100							

主考教师：　　　　　　　　　　　　　　　　　　　　考核日期：

十一、 电解倒睫技术

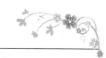

electrolysis treatment of trichiasis

【目的与适用范围】

制定本规章与流程的目的是规范护士为病人行电解倒睫时应遵循的操作程序，以保证病人的倒睫能电解成功。

【规章】 无

【名词释义】 无

【流程】

（一）必需品

电解器、无菌器械盒（无菌睫毛镊）、盛有无菌持物钳的容器、无菌棉签、无菌棉球、一次性 1ml 注射器、0.9%氯化钠注射液、1%利多卡因注射液、抗生素滴眼液、抗生素眼膏、安尔碘皮肤消毒剂、砂轮、不锈钢小碗、医疗垃圾桶、生活垃圾桶、利器盒。

（二）操作

操作流程	要点与说明
1. 洗手，戴口罩	
2. 核对病人 （1）请病人说出姓名、治疗项目及治疗部位，护士复述病人姓名、治疗项目及治疗部位，两名医护人员共同持病人就诊卡和治疗单，核对病人姓名、性别、年龄、就诊卡号、治疗项目及治疗部位 （2）无法正常沟通的病人，与家属核对信息	• 每次用药前必须双人核对确保安全 • 保证医嘱的正确性

续表

操作流程	要点与说明
3. 解释并评估 （1）解释操作目的及注意事项 （2）评估病人睑缘倒睫数量及合作程度	• 取得病人的配合
4. 准备并检查用物　洗手，准备并检查用物 （1）检查各种物品在有效期内，一次性物品外包装完整 （2）检查并核对药名、浓度、剂量、用法、时间；在有效期之内；无变色、沉淀、混浊、絮状物；瓶体无裂痕、渗漏 （3）检查电解器处于完好备用状态（图 11-1） 图 11-1　检查电解器电源	
5. 核对药品 （1）另一名护士持病历、安瓿，核对姓名、药名、浓度、剂量、使用方法 （2）护士单独在岗，请一名医师核对以上内容	• 保证用药正确
6. 安置病人　协助病人仰卧于诊床，再次核对眼别	• 保证操作部位正确
7. 消毒皮肤　用安尔碘棉签消毒睑缘皮肤 2 遍	
8. 局部麻醉　在倒睫毛囊附近皮肤皮下注射利多卡因 0.1ml，进行浸润麻醉（图 11-2）	

续表

操作流程	要点与说明
 图 11-2　倒睫处浸润麻醉	
9. 连接电解器　不锈钢小碗内放 1～2 个棉球，倒入适量 0.9%氯化钠注射液，将阳极板垫湿棉球，紧贴患眼同侧脸颊部皮肤上，嘱其用手轻扶电极片（图 11-3） 图 11-3　电解器阳极板位置	• 导电、保证电流通畅

操作流程	要点与说明
10. 电解倒睫　手持阴极针,沿倒睫毛方向紧贴倒睫毛的根部刺入毛囊约2mm,接通电源10～20秒,电流约2～3mA,待睫毛根部组织发白并出现小气泡时,拔出电解针,关闭电源(图11-4),若睫毛根部刺入处无白色泡沫溢出,应检查电路是否连接好 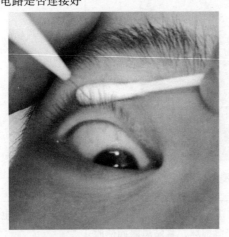 图11-4　刺入电解器阴极针	• 避免与睫毛成一角度,否则不能破坏毛囊,反而会伤及附近的毛囊,引起新的倒睫
11. 拔除倒睫 (1) 打开无菌器械盒,一手持无菌持物钳夹取睫毛镊 (2) 一手持睫毛镊轻轻拔除倒睫毛(图11-5),若睫毛不脱落,表明睫毛毛囊未被破坏,应重复电解,直至轻拔睫毛即能脱落为止 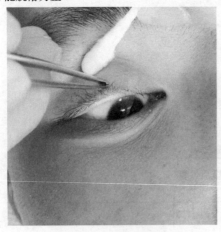 图11-5　拔除倒睫毛	

操作流程	要点与说明
12. 点眼药　遵医嘱向患眼结膜囊内滴入抗生素滴眼液	
13. 整理用物　感谢病人配合，整理用物，诊床，洗手	

【参考文件】

1. 徐亮，吴晓，魏文斌. 同仁眼科手册. 2 版. 北京：科学出版社，2011.
2. 护士条例. 中华人民共和国国务院. 2008.

【文件保留】　1 年

【附件】　无

【质控要点】

1. 电解后如睫毛不脱落，表明睫毛毛囊未被破坏，应重复电解，直至轻拔睫毛即能脱落为止。

2. 电解针的方向应紧贴倒睫的根部向睫毛方向刺入，避免与睫毛成一角度，否则不能破坏毛囊，反而会伤及附近的毛囊，引起新的倒睫。

【文件交付】

1. 医疗副院长
2. 医务处处长
3. 护理部主任
4. 临床科室主任（眼科）
5. 科护士长（所有）
6. 护士长（所有护理单元）

电解倒睫技术评分标准

科室： 姓名：

项目	总分	技术操作要求	权重				得分	备注
			A	B	C	D		
操作过程	90	洗手，戴口罩	2	1	0	0		
		核对病人	4	3	2	0		
		解释并评估	5	3	1	0		
		准备并检查用物	4	3	2	0		
		核对药品	4	3	2	0		
		安置病人	4	3	2	0		
		消毒皮肤	5	3	1	0		
		局部麻醉	10	6	2	0		
		连接电解器	12	8	4	0		
		电解倒睫	20	12	4	0		
		拔除倒睫	10	6	2	0		
		点眼药	6	4	2	0		
		整理用物	4	3	2	0		
评价	10	操作动作轻柔、熟练	4	3	2	0		
		沟通有效	3	2	1	0		
		关心病人感受	3	2	1	0		
总分	100							

主考教师： 考核日期：

十二、 拔倒睫技术

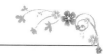

trichiasis pulling treatment

【目的与适用范围】

制定本规章与流程的目的是规范护士为病人拔倒睫时应遵循的操作程序，以保证拔倒睫过程病人安全。

【规章】 无

【名词释义】 无

【流程】

（一）必需品

裂隙灯、无菌器械盒（无菌睫毛镊、无菌显微平台镊）、无菌棉签、医疗垃圾桶、生活垃圾桶。

（二）操作

操作流程	要点与说明
1. 洗手，戴口罩	
2. 核对病人 （1）请病人说出姓名、治疗项目及治疗部位，护士复述病人姓名、治疗项目及治疗部位，两名医护人员共同持病人就诊卡和治疗单，核对病人姓名、性别、年龄、就诊卡号、治疗项目及治疗部位 （2）无法正常沟通的病人，与家属核对信息	● 每次治疗前必须双人核对确保安全 ● 保证病人正确
3. 解释并评估 （1）解释操作目的及注意事项 （2）评估病人睑缘倒睫数量及合作程度	● 取得病人配合

操作流程	要点与说明
4. 准备并检查用物　洗手，准备并检查用物 （1）检查各种物品在有效期内，外包装完好，无潮湿、破损 （2）打开裂隙灯电源，检查光源是否正常	
5. 安置病人　协助病人坐于裂隙灯前	
6. 调试裂隙灯 （1）调试头架、下颌托 （2）打开裂隙灯，调好裂隙和亮度 （3）摆好头位，告知病人直视前方 （4）裂隙灯光源自鼻侧向颞侧慢慢移动，在倒睫位置固定光源（图12-1） 图12-1　固定裂隙光源	• 保证在拔倒睫过程中病人的安全 • 避免强光直射病人眼部
7. 拔除倒睫毛 （1）打开无菌器械盒，一手持无菌持物钳取出睫毛镊 （2）一手持无菌棉签轻压眼睑皮肤，暴露睑缘睫毛根部 （3）一手持睫毛镊夹住倒睫毛拔下，动作要轻、稳（图12-2）	• 睫毛纤细时可用显微平台镊夹取倒睫

续表

操作流程	要点与说明
 图 12-2　拔倒睫	
8. 告知病人注意事项　若操作时间较长，每 30 秒告知病人闭眼休息 15～20 秒	
9. 整理用物　感谢病人配合，整理用物，洗手	

【参考文件】

护士条例. 中华人民共和国国务院. 2008.

【文件保留】　1 年

【附件】　无

【质控要点】

1. 裂隙灯光源自鼻侧向颞侧慢慢移动，避免直射病人眼部。
2. 若操作时间较长，每 30 秒告知病人闭眼休息 15～20 秒。

【文件交付】

1. 医疗副院长
2. 护理部主任

3. 临床科室主任（眼科）

4. 科护士长（所有）

5. 护士长（所有护理单元）

拔倒睫技术评分标准

科室：   姓名：

项目	总分	技术操作要求	权重				得分	备注
			A	B	C	D		
操作过程	90	洗手，戴口罩	5	3	1	0		
		核对病人	12	8	4	0		
		解释并评估	12	8	4	0		
		准备并检查用物	6	4	2	0		
		安置病人	6	4	2	0		
		调试裂隙灯	12	8	4	0		
		拔除倒睫毛	20	12	4	0		
		告知病人注意事项	12	8	4	0		
		整理用物	5	3	1	0		
评价	10	操作动作轻柔、熟练	4	3	2	0		
		沟通有效	3	2	1	0		
		关心病人感受	3	2	1	0		
总分	100							

主考教师：   考核日期：

十三、剪睫毛技术

Procedure of eyelash cutting

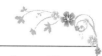

【目的与适用范围】

制定本规章与流程的目的是规范护士为病人剪睫毛时应遵循的操作程序，以确保符合手术要求。

【规章】 无

【名词释义】 无

【流程】

（一）必需品

治疗车、治疗盘、无菌棉签、无菌眼垫或无菌纱布块、眼科弯剪、抗生素滴眼液、抗生素眼药膏、速干手消毒剂、医疗垃圾桶、生活垃圾桶。

（二）操作

操作流程	要点与说明
1. 洗手，戴口罩	
2. 核对医嘱　两名护士共同持执行项目表（附件 1）与医嘱核对床号、姓名、执行项目、眼别，无误后在执行项目表（附件 1）上签字	• 每次操作前必须双人核对确保安全，注意医嘱的更新 • 注意核对眼别
3. 解释并评估　至病人床旁，核对床号、姓名，向病人解释操作目的并评估病人病情及眼部情况 （1）病人眼部肿胀、分泌物及疼痛情况 （2）有无角膜溃疡、眼球穿通伤	• 保证病人正确 • 取得病人的配合
4. 准备并检查用物　回治疗室，洗手，准备并检查用物 （1）检查各种物品在有效期内，外包装完好，无潮湿、破损	

续表

操作流程	要点与说明
（2）检查药品在有效期之内，无变色、沉淀、混浊、絮状物；药液瓶口无松动，瓶体无裂痕，眼药膏性状无异常 （3）检查眼科弯剪剪缘锐利无损坏	
5. 核对病人 （1）至病人床旁，请病人说出床号、姓名、眼别及过敏史，护士复述其床号、姓名、眼别，核对腕带信息；无法正常沟通的病人，双人核对腕带信息 （2）协助病人至处置室，取仰卧位，持 PDA 登录移动护理，扫描病人腕带，查看医嘱	
6. 眼药膏涂于剪刀上　将眼科弯剪置于无菌纱布块（眼垫）上，并挤出少许抗生素眼药膏均匀涂布在剪刀两叶上（图13-1） 图 13-1　眼药膏涂于剪刀上	• 便于粘住剪下的睫毛，以免脱落入结膜囊内
7. 剪睫毛 （1）剪上睑睫毛：嘱病人向下注视，左手用棉签辅助轻拉上眼睑，使睑缘充分暴露，右手持弯剪与睑缘平行，自睫毛根部将睫毛全部剪下（图13-2） （2）剪下睑睫毛：嘱病人向上注视，左手用棉签辅助轻拉下眼睑，使睑缘充分暴露，右手持弯剪与睑缘平行，自睫毛根部将睫毛全部剪下（图13-3）	

续表

操作流程	要点与说明
（3）应注意内外眦部的细小睫毛同时剪下 （4）剪刀弯头朝上，避开皮肤、角膜及结膜 （5）角膜溃疡、眼球穿通伤的病人，勿对眼球施压	• 避免引起二次损伤

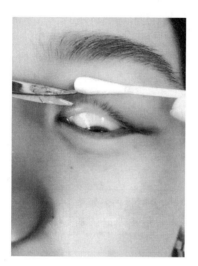

图 13-2　剪上睑睫毛

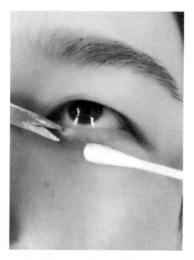

图 13-3　剪下睑睫毛

续表

操作流程	要点与说明
8. 冲洗结膜囊　剪睫毛完毕后使用无菌棉签将病人眼周的睫毛碎屑擦净，将无菌纱布置于病人颞侧皮肤，用抗生素滴眼液冲洗结膜囊。弃棉签和纱布于医疗垃圾桶内，将眼科弯剪置于治疗车下层	• 防止药液流入耳内
9. 安置病人　协助病人回床位，取舒适体位，将呼叫器放置于病人随手可及处，感谢病人配合	
10. 再次核对病人　查看执行项目表（附件 1），再次核对病人床号、姓名、眼别，持 PDA 登录移动护理，点击执行确认	• 取得病人的配合，保证其安全
11. 告知病人注意事项 （1）剪睫毛后如有轻微异物感、刺激症状、流泪均属于正常现象 （2）避免反复揉眼等刺激动作	• 剪短后的睫毛根部在短期内作为刺激源会引起睑缘出现异物、刺痒等不适
12. 观察并记录　观察病人的反应，若有异常及时报告医师并予以处理，持 PDA 登录移动护理，在一般护理记录单（附件 2）上记录	
13. 整理用物　回处置室，卫生手消毒，整理用物	

【参考文件】

李敏. 眼耳鼻喉口腔科护理学. 第 2 版. 北京：人民卫生出版社，2012.

【文件保留】　1 年

【附件】

附件 1　执行项目表
附件 2　一般护理记录单

【质控要点】

1. 剪刀弯头朝上，应避开皮肤、角膜及结膜。
2. 角膜溃疡、眼球穿通伤的病人，勿对眼球施压，避免引起二次损伤。

【文件交付】

1. 医疗副院长
2. 医务处
3. 护理部主任
4. 临床科室主任（眼科）
5. 科护士长（所有）
6. 护士长（所有护理单元）

剪睫毛技术评分标准

科室：　　　　　　　　　　　　　　　　　　　　姓名：

项目	总分	技术操作要求	权重 A	B	C	D	得分	备注
操作过程	90	洗手，戴口罩	4	3	2	0		
		核对医嘱	5	3	1	0		
		解释并评估	6	4	2	0		
		准备并检查用物	6	4	2	0		
		核对病人	6	4	2	0		
		准备抗生素眼药膏	5	3	1	0		
		剪睫毛	20	12	4	0		
		冲洗结膜囊	12	8	4	0		
		安置病人	5	3	1	0		
		再次核对病人	6	4	2	0		
		告知病人注意事项	6	4	2	0		
		观察并记录	5	3	1	0		
		整理用物	4	3	2	0		
评价	10	操作动作轻巧、熟练	3	2	1	0		
		睫毛全部剪下	3	2	1	0		
		沟通有效	2	1	0	0		
		关心病人感受	2	1	0	0		
总分	100							

主考教师：　　　　　　　　　　　　考核日期：

十四、 睑板腺按摩技术

meibomian gland massage

【目的与适用范围】

制定本规章与流程的目的是，规范护士为病人行睑板腺按摩时应遵循的操作程序，确保护士操作正确。

【规章】 无

【名词释义】 无

【流程】

（一）必需品

无菌器械盒（无菌睑板托）、无菌棉签、盛有无菌持物钳的容器、表面麻醉剂、抗生素眼膏、抗生素滴眼液、医疗垃圾桶、生活垃圾桶。

（二）操作

操作流程	要点与说明
1. 洗手，戴口罩	
2. 核对病人 （1）请病人说出姓名、治疗项目及治疗部位，护士复述病人姓名、治疗项目及治疗部位，两名医护人员共同持病人就诊卡和治疗单，核对病人姓名、性别、年龄、就诊卡号、治疗项目及治疗部位 （2）无法正常沟通的病人，与家属核对信息	• 每次用药前必须双人核对确保安全 • 保证病人正确
3. 解释并评估 （1）解释操作目的及注意事项 （2）评估患眼眼睑有无内翻、红肿、疼痛 （3）评估病人的合作程度	• 取得病人的配合

续表

操作流程	要点与说明
4. **准备并检查用物** 洗手，准备并检查用物 （1）检查各种物品在有效期内，外包装完好，无潮湿、破损 （2）检查并核对药名、浓度、剂量、用法正确，在有效期之内，无变色、沉淀、混浊、絮状物	
5. **安置病人** 协助病人卧于诊床，取仰卧位，再次核对眼别	• 保证病人安全
6. **表面麻醉** 向患眼结膜囊内滴入表面麻醉剂 1~2 滴，3~5 分钟后再滴一次	
7. **按摩睑板腺** （1）打开无菌器械盒，一手持无菌持物钳，夹取睑板托 （2）睑板托凹面处涂少许抗生素眼药膏（图 14-1） 图 14-1　润滑睑板托 （3）一手持睑板托，将凹面朝向眼球方向置于眼睑内，托起眼睑 （4）一手用棉签沿睑缘由内眦向外眦，从远端向近端挤压睑缘，挤压力度以睑板腺开口有分泌物挤出即可，可重复多次 （5）挤压上睑缘时，眼球向脚尖方向注视（图 14-2），挤压下睑缘时，眼球向头顶方向注视（图 14-3）	• 防止损伤角膜 • 防止压迫眼球

续表

操作流程	要点与说明
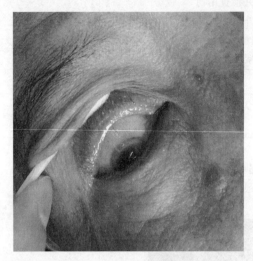 图 14-2A　挤压上睑缘时，眼球向脚尖方向注视 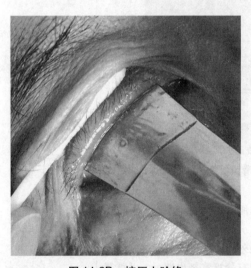 图 14-2B　挤压上睑缘	

续表

操作流程	要点与说明
 图 14-3A　挤压下睑缘时，眼球向头顶方向注视 图 14-3B　挤压下睑缘	
（6）将棉签置于医疗垃圾桶内	
8. 点眼药　遵医嘱向患眼结膜囊内滴入抗生素滴眼液	
9. 告知病人注意事项　操作结束后告知病人 2 小时内勿揉搓眼睛	• 避免损伤角膜
10. 整理用物　感谢病人配合，整理用物，诊床，洗手	

【参考文件】

护士条例. 中华人民共和国国务院. 2008.

【文件保留】 1 年

【附件】 无

【质控要点】

1. 睑板托凹面涂少许抗生素眼药膏，防止损伤角膜。

2. 一手持睑板托，将凹面朝向眼球方向置于眼睑内，托起眼睑防止压迫眼球。

3. 操作结束后告知病人 2 小时内勿揉搓眼睛，以免损伤角膜。

【文件交付】

1. 医疗副院长

2. 医务处处长

3. 护理部主任

4. 临床科室主任（眼科）

5. 科护士长（所有）

6. 护士长（所有护理单元）

睑板腺按摩技术评分标准

科室：　　　　　　　　　　　　　　　　　　　　　　姓名：

项目	总分	技术操作要求	权重				得分	备注
			A	B	C	D		
操作过程	90	洗手，戴口罩	3	2	1	0		
		核对病人	8	6	3	0		
		解释并评估	5	3	1	0		
		准备并检查用物	5	3	1	0		
		安置病人	5	3	1	0		
		表面麻醉	12	8	4	0		

项目	总分	技术操作要求	权重				得分	备注
			A	B	C	D		
操作过程	90	按摩睑板腺	20	12	4	0		
		点眼药	12	8	4	0		
		告知病人注意事项	12	8	4	0		
		整理用物	8	6	3	0		
评价	10	操作动作轻柔、熟练	4	3	2	0		
		沟通有效	3	2	1	0		
		关心病人感受	3	2	1	0		
总分	100							

主考教师：   考核日期：

十五、 眼部加压包扎技术
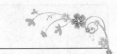
eye pressure bandage

【目的与适用范围】

制定本规章与流程的目的是规范护士为病人进行眼部加压包扎时应遵循的操作程序，以保证治疗有效。

【规章】 无

【名词释义】 无

【流程】

（一）必需品

治疗车、治疗盘、无菌棉签、无菌眼垫、抗生素眼药膏、消毒玻璃棒、医用绷带、医用胶带、速干手消毒剂、医疗垃圾桶、生活垃圾桶。

（二）操作

操作流程	要点与说明
1. 洗手，戴口罩	
2. 核对医嘱 两名护士共同持执行项目表（附件 1）与医嘱核对床号、姓名、药名、浓度、剂量、用法、时间、执行项目、眼别，无误后在执行项目表（附件 1）上签字	• 每次操作及用药前必须双人核对确保安全，注意医嘱的更新 • 注意核对眼别
3. 解释并评估 至病人床旁，核对床号、姓名，向病人解释操作目的并评估	• 保证病人正确 • 取得病人的配合
4. 准备并检查用物 回治疗室，洗手，准备并检查用物 （1）检查各种物品在有效期内，外包装完好，无潮湿、破损 （2）检查消毒玻璃棒圆头光滑完整 （3）核对药名、浓度、剂量、用法、时间正确；检查在有效期之内；无变色、沉淀、混浊、絮状物；眼药膏性状无异常	• 检查玻璃眼膏棒的目的是避免擦伤结膜或角膜

操作流程	要点与说明
5. 核对药品　请另一名护士持执行项目表（附件1）、眼药核对床号、姓名、药名、浓度、剂量、用法、时间、眼别	• 确保药品正确
6. 核对病人 （1）推车携物至病人床旁，请病人说出床号、姓名、眼别及过敏史，护士复述其床号、姓名、眼别，核对腕带信息；无法正常沟通的病人，双人核对腕带信息 （2）持PDA登录移动护理，扫描病人腕带，查看医嘱	
7. 安置体位　协助病人取平卧位或坐位	
8. 涂眼药膏　再次核对病人床号、姓名、眼别，嘱病人向上注视，将消毒玻璃棒圆头一端蘸适量眼药膏，与睑裂平行，自颞侧涂入下睑穹窿部，嘱病人轻轻闭眼，将玻璃棒从颞侧轻轻旋转抽出	• 动作不可过猛过快
9. 遮盖眼垫　以无菌眼垫覆盖患眼，并用医用胶带固定（图15-1） 图15-1　遮盖眼垫	

续表

操作流程	要点与说明
10. 缠绕绷带 （1）在非包扎侧眼眉心垂直置一条长约20cm长绷带 （2）绷带头部向健眼，由耳上开始，经过前额和枕部绕1~2周以固定起端，缠绕时稍加压，力度以病人能耐受为宜，勿过松或过紧 （3）向后绕至枕骨粗隆下方，再经患眼由下而上斜向侧耳下，绕过枕骨至额部，反复缠绕数次，切勿压迫耳廓及鼻孔 （4）将绷带绕头1~2周，以胶布固定在前额部 （5）最后结扎眉心部的短绷带	• 避免影响呼吸及耳廓血液循环 • 避免病人仰卧及侧卧时摩擦造成绷带滑脱
11. 安置病人 协助病人取舒适体位，将呼叫器放置于病人随手可及处，感谢病人配合	• 便于病人呼叫医护人员
12. 再次核对病人 查看执行项目表（附件1），再次核对病人床号、姓名、药名、执行项目、眼别，持PDA登录移动护理，点击执行确认	• 取得病人的配合，保证其安全
13. 告知病人注意事项 加压包扎后如出现头痛、头晕及时通知护士	
14. 观察并记录 观察病人治疗后的反应，若有异常及时报告医师并予以处理，持PDA登录移动护理，在一般护理记录单（附件2）上记录	
15. 整理用物 卫生手消毒，推车回处置室，整理用物，洗手	

【参考文件】

1. 李敏. 眼耳鼻喉口腔科护理学. 第2版. 北京：人民卫生出版社，2012.

【文件保留】 1年

【附件】

附件1 执行项目表
附件2 一般护理记录单

【质控要点】

1. 包扎力度以病人能耐受为宜，不可过紧或过松。
2. 切勿压迫耳廓及鼻孔。
3. 绷带固定在前额部，避免病人仰卧及侧卧时摩擦造成绷带滑脱。

【文件交付】

1. 医疗副院长
2. 医务处
3. 护理部主任
4. 临床科室主任（眼科）
5. 科护士长（所有）
6. 护士长（所有护理单元）

眼部加压包扎技术评分标准

科室：　　　　　　　　　　　　　　　　　　　　　　　　　姓名：

项目	总分	技术操作要求	权重				得分	备注
			A	B	C	D		
操作过程	90	洗手，戴口罩	4	3	2	0		
		核对医嘱	5	3	1	0		
		解释并评估	5	3	1	0		
		准备并检查用物	6	4	2	0		
		核对药品	6	4	2	0		
		核对病人	5	3	1	0		
		安置体位	4	3	2	0		
		涂眼药膏	8	6	3	0		
		遮盖眼垫	5	3	1	0		
		缠绕绷带	12	8	4	0		
		安置病人	5	3	1	0		
		再次核对病人	5	3	1	0		
		告知病人注意事项	6	4	2	0		
		观察并记录	8	6	3	0		
		整理用物	6	4	2	0		

续表

项目	总分	技术操作要求	权重				得分	备注
			A	B	C	D		
评价	10	操作动作轻柔、熟练	2	1	0	0		
		绷带松紧适度、包扎美观	4	3	2	0		
		关心病人感受	4	3	2	0		
总分	100							

主考教师：   考核日期：

十六、 角膜异物取出技术

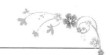

corneal foreign body removal treatment

【目的与适用范围】

制定本规章与流程的目的是规范护士为病人行角膜异物取出时应遵循的程序，以保证病人安全。

【规章】 无

【名词释义】 无

【流程】

（一）必需品

裂隙灯、无菌器械盒（无菌角膜异物针）、无菌棉签、无菌纱布、0.9%氯化钠注射液、表面麻醉剂、抗生素眼膏、抗生素滴眼液、医用胶带、医疗垃圾桶、生活垃圾桶。

（二）操作

操作流程	要点与说明
1. 洗手，戴口罩	
2. 核对病人 （1）请病人说出姓名、治疗项目及治疗部位，护士复述病人姓名、治疗项目及治疗部位，两名医护人员共同持病人就诊卡和治疗单，核对病人姓名、性别、年龄、就诊卡号、治疗项目及治疗部位 （2）无法正常沟通的病人，与家属核对信息	• 每次用药前必须双人核对确保安全 • 保证病人正确

操作流程	要点与说明
3. 解释并评估 (1) 解释操作目的及注意事项 (2) 评估病人有无外伤、异物的种类及深度，若有眼周外伤注意操作时保护伤口 (3) 评估病人的合作程度	• 确保病人配合
4. 准备并检查用物　洗手，准备并检查用物 (1) 检查各种物品在有效期内，外包装完好，无潮湿、破损 (2) 检查并核对药名、浓度、剂量、用法正确，在有效期之内，无变色、沉淀、混浊、絮状物 (3) 打开裂隙灯电源，检查光源是否正常	
5. 安置病人　协助病人坐于裂隙灯前，再次核对眼别	
6. 调试裂隙灯 (1) 调试头架、下颌托 (2) 打开裂隙灯，调好裂隙和亮度 (3) 摆好头位，告知病人直视前方保持不动 (4) 裂隙灯光源自鼻侧向颞侧慢慢移动，在嵌入异物的角膜的位置固定光源（图 16-1） 图 16-1　固定裂隙光源	• 保证取异物过程中病人的安全 • 避免强光直射病人眼部

续表

操作流程	要点与说明
7. 表面麻醉　向患眼结膜囊内滴入表面麻醉剂 1~2 滴，3~5 分钟后再滴一次	
8. 取出异物 （1）打开无菌器械盒，一手持无菌持物钳取出异物针 （2）一手拇指和中指分开上下眼睑，充分暴露角膜 （3）一手持异物针轻触病人角膜表面，评估角膜麻醉深度并剔除异物 1）角膜表面异物：可用 0.9% 氯化钠注射液棉签轻轻拭出 2）角膜浅层异物：将异物针尖端置于异物边缘，轻轻向异物底部用力，随后向远离角膜方向用力，剔除异物，若有铁锈环，尽量一并除净，但不可过分搔刮，以免角膜穿通（图 16-2）	• 便于操作 • 保证病人无疼痛

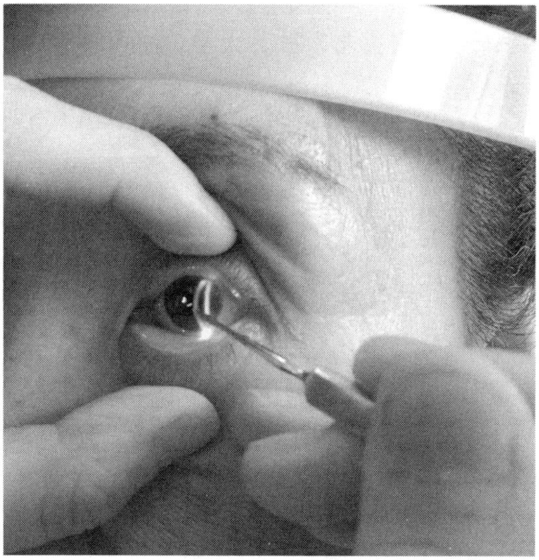

图 16-2　剔除异物

3）角膜深层异物：木刺类植物异物可用镊子夹出，或用异物针剔除；剔除困难者，建议通知主管医生	
9. 点眼药、遮盖患眼 （1）遵医嘱患眼结膜囊内滴入抗生素滴眼液，涂抗生素眼膏 （2）无菌纱布覆盖，医用胶带固定	• 防止感染

操作流程	要点与说明
10. 告知病人注意事项 （1）若操作时间较长，每 30 秒告知病人闭眼休息 15~20 秒 （2）操作结束后告知病人 2 小时内勿揉搓眼睛 （3）告知病人次日复诊	• 避免损伤角膜
11. 整理用物　感谢病人配合，整理用物，诊床，洗手	
12. 注意事项 取异物最好在裂隙灯下进行，以免损伤周围健康角膜或针尖刺入过深穿透角膜	

【参考文件】

1. 徐亮，吴晓，魏文斌. 同仁眼科手册. 第 2 版. 北京：科学出版社，2011.
2. 护士条例. 中华人民共和国国务院. 2008.
3. 李美玉. 现代眼科诊疗手册. 北京：北京医科大学、中国协和医科大学联合出版社，1994.

【文件保留】　1 年

【附件】　无

【质控要点】

1. 取异物最好在裂隙灯下进行，以免损伤周围健康角膜或针尖刺入过深穿透角膜。
2. 若有铁锈环可尽量一并除净，但不可过分剔除，以免角膜穿通。
3. 若操作时间较长，每 30 秒嘱病人闭眼休息 15~20 秒。
4. 操作结束后告知病人 2 小时内勿揉搓眼睛，以免损伤角膜。
5. 告知病人次日复诊。

【文件交付】

1. 医疗副院长
2. 医务处处长
3. 护理部主任
4. 临床科室主任（眼科）
5. 科护士长（眼科）

6. 护士长（所有护理单元）

角膜异物取出技术评分标准

科室：   姓名：

项目	总分	技术操作要求	权重				得分	备注
			A	B	C	D		
操作过程	90	洗手，戴口罩	3	2	1	0		
		核对病人	6	4	2	0		
		解释并评估	5	3	1	0		
		准备并检查用物	5	3	1	0		
		安置病人	4	3	2	0		
		调试裂隙灯	12	8	4	0		
		表面麻醉	6	4	2	0		
		取出异物	20	12	4	0		
		点眼药、遮盖患眼	12	8	4	0		
		告知病人注意事项	12	8	4	0		
		整理用物	5	3	1	0		
评价	10	操作动作轻柔、熟练	4	3	2	0		
		沟通有效	3	2	1	0		
		关心病人感受	3	2	1	0		
总分	100							

主考教师：   考核日期：

十七、 眼结石取出技术

conjunctival concretion removal treatment

【目的与适用范围】

制定本规章与流程的目的是规范护士为病人取眼结石时应遵循的程序，以保证在取出眼结石过程中病人的安全。

【规章】 无

【名词释义】 无

【流程】

（一）必需品

裂隙灯、一次性7号针头、无菌棉签、表面麻醉剂、抗生素滴眼液、医疗垃圾桶、生活垃圾桶、利器盒。

（二）操作

操作流程	要点与说明
1. 洗手，戴口罩。	
2. 核对病人 （1）请病人说出姓名、治疗项目及治疗部位，护士复述病人姓名、治疗项目及治疗部位，两名医护人员共同持病人就诊卡和治疗单，核对病人姓名、性别、年龄、就诊卡号、治疗项目及治疗部位 （2）无法正常沟通的病人，与家属核对信息	● 每次用药前必须双人核对确保安全 ● 保证医嘱的正确性
3. 解释并评估 （1）解释操作目的、注意事项 （2）评估患眼结石大小及深度 （3）评估病人的合作程度	● 取得病人配合

操作流程	要点与说明
4. 准备并检查用物　洗手、准备并检查用物 （1）检查各种物品在有效期内，一次性物品外包装完整 （2）检查并核对药名、浓度、剂量、用法，在有效期之内，无变色、沉淀、混浊、絮状物 （3）打开裂隙灯电源，检查光源是否正常	
5. 安置病人　协助病人坐于裂隙灯前，再次核对眼别	
6. 调试裂隙灯 （1）调试头架、下颌托 （2）打开裂隙灯，调好裂隙和亮度 （3）摆好头位，告知病人直视前方保持不动 （4）裂隙灯光源自鼻侧向颞侧慢慢移动，在结膜结石的位置固定光源	• 保证取结石过程中病人的安全 • 避免强光直射病人眼部
7. 表面麻醉　向患眼结膜囊内滴入表面麻醉剂 1~2 滴，3~5 分钟后再滴一次	
8. 取结石 （1）手持无菌棉签下压下眼睑，暴露下结膜囊；或一手拇指和食指轻提、外翻上眼睑，暴露上结膜囊（图 17-1、图 17-2） 图 17-1　暴露下睑结膜	

续表

操作流程	要点与说明

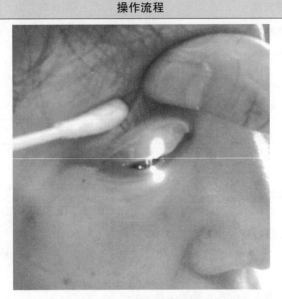

图 17-2　暴露上睑结膜

（2）一手持 7 号针轻触病人眼睑，评估黏膜麻醉深度
（3）剥离结石时动作应轻、稳，若结石未突出结膜表面，不要强行划开结膜取出（图 17-3）
（4）将棉签弃于医疗垃圾桶内

- 确保病人无疼痛
- 避免损伤黏膜下血管
- 防止瘢痕形成

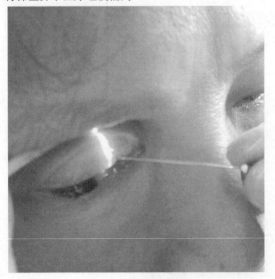

图 17-3　取出结石

操作流程	要点与说明
9. 点眼药　遵医嘱患眼结膜囊内滴入抗生素滴眼液	
10. 告知病人注意事项 （1）若操作时间较长，每30秒告知病人闭眼休息15~20秒 （2）操作结束后告知病人48小时内勿揉搓眼睛	• 避免损伤角膜
11. 整理用物　感谢病人配合，整理用物，诊床，洗手	

【参考文件】

护士条例. 中华人民共和国国务院. 2008.

【文件保留】　1年

【附件】　无

【质控要点】

1. 若结石未突出结膜表面，不要强行划开结膜取出，防止瘢痕形成。

2. 若操作时间较长，每30秒告知病人闭眼休息15~20秒。

3. 操作结束后告知病人48小时内勿揉搓眼睛。

【文件交付】

1. 医疗副院长

2. 医务处处长

3. 护理部主任

4. 临床科室主任（眼科）

5. 科护士长（所有）

6. 护士长（所有护理单元）

眼结石取出技术评分标准

科室：   姓名：

项目	总分	技术操作要求	权重				得分	备注
			A	B	C	D		
操作过程	90	洗手，戴口罩	3	2	1	0		
		核对病人	8	6	3	0		
		解释并评估	5	3	1	0		
		准备并检查用物	4	3	2	0		
		安置病人	4	3	2	0		
		调试裂隙灯	12	8	4	0		
		表面麻醉	12	8	4	0		
		取结石	20	12	4	0		
		点眼药	12	8	4	0		
		告知病人注意事项	6	4	2	0		
		整理用物	4	3	2	0		
评价	10	操作动作轻柔、熟练	4	3	2	0		
		沟通有效	3	2	1	0		
		关心病人感受	3	2	1	0		
总分	100							

主考教师：   考核日期：

十八、 眼部脓肿切开引流技术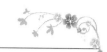

ocular abscess incision and drainage treatment

【目的与适用范围】

制定本规章与流程的目的是规范护士为病人行脓肿切开时应遵循的操作程序，以保证病人安全。

【规章】 无

【名词释义】 无

【流程】

（一）必需品

无菌器械盒（无菌切开刀、无菌显微镊）、盛有无菌持物钳的容器、消毒引流条（细橡胶条）、无菌纱布、无菌棉签、0.9%氯化钠注射液、抗生素滴眼液、75%乙醇溶液、医用胶带、医疗垃圾桶、生活垃圾桶。

（二）操作

操作流程	要点与说明
1. 洗手，戴口罩。	
2. 核对病人 （1）请病人说出姓名、治疗项目及治疗部位，护士复述病人姓名、治疗项目及治疗部位，两名医护人员共同持病人就诊卡和治疗单，核对病人姓名、性别、年龄、就诊卡号、治疗项目及治疗部位 （2）无法正常沟通的病人，与家属核对信息	• 每次用药前必须双人核对确保安全 • 保证病人正确
3. 解释并评估 （1）解释操作目的及注意事项 （2）评估脓肿位置、大小、成熟度（扪之较软并有波动感） （3）评估病人的合作程度	• 取得病人配合

操作流程	要点与说明
4. 准备并检查用物　洗手，准备并检查用物 （1）检查各种物品在有效期内，外包装完好，无潮湿、破损 （2）检查并核对药名、浓度、剂量、用法正确，在有效期之内，无变色、沉淀、混浊、絮状物	
5. 安置病人　协助病人卧于诊床，取仰卧位	
6. 消毒皮肤　75%乙醇溶液棉签消毒脓肿部位皮肤 2 遍，范围大于脓肿处	
7. 根据脓肿部位进行脓肿切开 （1）外睑腺炎脓肿切开 1）打开无菌器械盒，一手持无菌持物钳，夹出切开刀 2）告知病人眼球向健侧固视 3）一手持切开刀自皮肤波动最明显部位的一端稍偏下处刺入刀尖，刀刃向前顺皮肤纹理切开皮肤，切口不超过波动区（图 18-1） 4）无菌棉签轻擦拭流出的脓液，避免挤压切口 5）脓液黏稠不易排出时，用显微镊夹取脓栓 6）脓肿过大时，用显微镊夹持消毒引流条（细橡皮条）经 0.9%氯化钠注射液冲洗后，填塞至脓腔内引流（图 18-2） 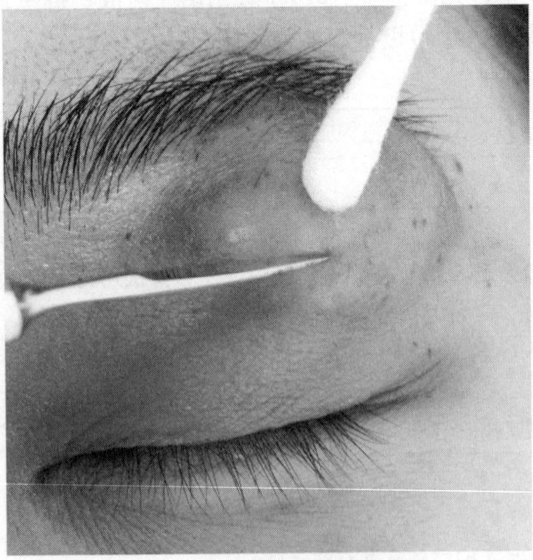	• 确保预后切口处皮肤美观 • 防止炎症扩散 • 确保脓液引流通畅

图 18-1　切口与皮肤纹理平行

续表

操作流程	要点与说明
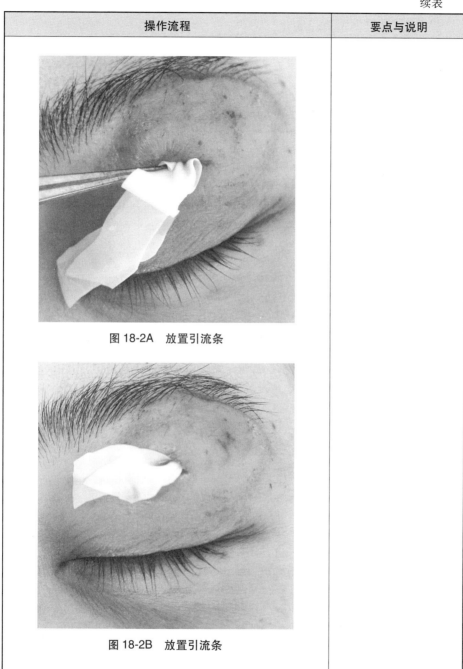 图 18-2A　放置引流条 图 18-2B　放置引流条	

操作流程	要点与说明
7）将棉签弃于医疗垃圾桶内 （2）内睑腺炎脓肿切开 1）向患眼结膜囊内滴表面麻醉剂 1~2 滴，间隔 3~5 分钟再滴一次 2）打开无菌器械盒，一手持无菌持物钳，夹出切开刀 3）告知病人眼球向健侧固视 4）一手将无菌棉签置于病人下眼睑缘皮肤并轻压，或一手拇指和食指上翻眼睑，充分暴露睑结膜囊（图 18-3） 图 18-3　暴露内睑腺脓肿 5）一手持切开刀刺入脓腔，刀刃避开角膜，睑结膜面的切口应与睑缘垂直，避免挤压切口 6）将棉签弃于医疗垃圾桶内	• 以防炎症扩散
8. 点眼药、遮盖患眼 （1）遵医嘱患眼结膜囊内滴入抗生素滴眼液 （2）无菌纱布覆盖，医用胶带固定	
9. 告知病人注意事项 （1）避免食用刺激性食物 （2）脓肿切开操作结束后，告知病人勿揉搓眼睛 （3）告知病人次日复诊换药	• 避免加重病情 • 以免损伤角膜
10. 整理用物　感谢病人配合，整理用物，诊床，洗手	

【参考文件】

1. 徐亮，吴晓，魏文斌. 同仁眼科手册. 第2版. 北京：科学出版社，2011.
2. 护士条例. 中华人民共和国国务院. 2008.

【文件保留】　1年

【附件】　无

【特别说明】

1. 外睑腺炎脓肿切开时，刀刃向前顺皮肤纹理切开皮肤，切口不超过波动区。
2. 内睑腺炎脓肿切开时，刀刃避开角膜，睑结膜面的切口应与睑缘垂直。
3. 无菌棉签轻擦拭流出的脓液，切口勿挤压，以防炎症扩散。

【文件交付】

1. 医疗副院长
2. 护理部主任
3. 临床科室主任（眼科）
4. 科护士长（所有）
5. 护士长（所有护理单元）

眼部脓肿切开引流技术评分标准

科室：　　　　　　　　　　　　　　　　　　　　　姓名：

项目	总分	技术操作要求	A	B	C	D	得分	备注
			权重					
操作过程	90	洗手，戴口罩	5	3	1	0		
		核对病人	8	6	3	0		
		解释并评估	8	6	3	0		
		准备并检查用物	5	3	1	0		
		安置病人	5	3	1	0		
		消毒皮肤	12	8	4	0		
		根据脓肿部位进行脓肿切开	20	12	4	0		

续表

项目	总分	技术操作要求	权重				得分	备注
			A	B	C	D		
操作过程	90	点眼药、遮盖患眼	12	8	4	0		
		告知病人注意事项	10	6	2	0		
		整理用物	5	3	1	0		
评价	10	操作动作轻柔、熟练	4	3	2	0		
		沟通有效	3	2	1	0		
		关心病人感受	3	2	1	0		
总分	100							

主考教师：   考核日期：

十九、 Goldman 压平眼压计测压技术

procedure of goldman tonometry

【目的与适用范围】

制定本规章与流程的目的是规范护士为病人进行 Goldman 压平眼压计测量眼压时应遵循的操作程序，以保证测量数值准确。

【规章】 无

【名词释义】 无

【流程】

（一）必需品

裂隙灯、测压头、治疗车、治疗盘、无菌棉签、表面麻醉剂、荧光素试纸条、抗生素滴眼液、速干手消毒剂、医疗垃圾桶、生活垃圾桶。

（二）操作

操作流程	要点与说明
1. 洗手，戴口罩	
2. 核对医嘱　两名护士共同持执行项目表（附件 1）与医嘱核对床号、姓名、执行项目，无误后在执行项目表（附件 1）上签字	• 每次操作前必须双人核对确保安全，注意医嘱的更新
3. 解释并评估　至病人床旁，核对床号、姓名及眼别，向病人解释并评估 （1）病人眼部肿胀、分泌物及疼痛情况 （2）结膜或角膜急性传染性或活动性炎症、角膜上皮损伤、眼球开放性损伤者，禁止用此法测眼压	• 保证病人正确 • 取得病人的配合

操作流程	要点与说明
4. 准备并检查用物　回检查室，洗手，准备并检查用物 (1) 检查各种物品在有效期内，无菌物品外包装完整 (2) 检查药品在有效期之内；无变色、沉淀、混浊、絮状物； 　　瓶装药液瓶口无松动，瓶体无裂痕 (3) 荧光素试纸条包装无潮湿、破损，在有效期内 (4) 检查裂隙灯光源充足、功能正常	
5. 核对病人 (1) 协助病人至检查室，取坐位 (2) 请病人说出床号、姓名及过敏史，护士复述其床号、姓 　　名及过敏史 (3) 核对腕带，无法正常沟通的病人，双人核对腕带信息	
6. 局部表面麻醉　于眼内滴入表面麻醉剂 1～2 滴，嘱病人闭 眼休息 1～2 分钟	
7. 荧光素染色　用抗生素滴眼液湿润荧光素试纸条前端，左 手持棉签轻拉病人下眼睑，将试纸条与下穹隆结膜囊接触 以染色，荧光素不宜过多过浓，以眨眼时不会溢出为宜 (图 19-1) 图 19-1　荧光素染色	• 以免影响测量数值的 　准确性

续表

操作流程	要点与说明
8. 安装测压头　将消毒后的测压头置于眼压计测压杠杆末端的金属环内，将测压头的侧面轴向刻度 0° 或 180° 置于水平方向，即对准金属环的白线（图 19-2） 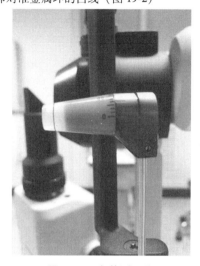 图 19-2　安装测压头	
9. 调整裂隙灯　将裂隙灯钴蓝滤光板置于灯光前方，并将控制灯光的裂隙充分开大，调整眼压计及照明灯位置，使其位置与观察方向呈 35°~60° 夹角（图 19-3） 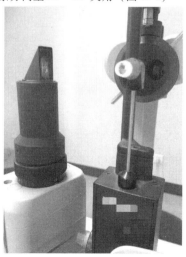 图 19-3　调整裂隙灯	

续表

操作流程	要点与说明
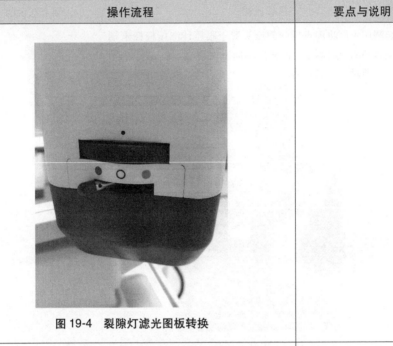 图 19-4　裂隙灯滤光图板转换	
10. 安置体位　协助病人坐于裂隙灯前，调整座椅、检查台、裂隙灯的高度，使病人下颌平稳放于颌托上，额头紧贴于额架上（图 19-5） 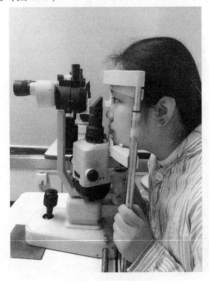 图 19-5　安置体位	

操作流程	要点与说明
11. 推进测压头 嘱病人双眼睁开向前注视，必要时用手指轻轻撑开眼睑，将测压头平面正对角膜中央，缓慢推动裂隙灯显微镜操纵杆，使测压头刚刚接触病人角膜，先测右眼，后测左眼	• 分开眼睑时不能用力压迫眼球 • 方便记录测量数值
12. 调整半圆环 （1）用低倍目镜并用单眼观察，可见角膜上两个黄绿色半圆环，通过前移或后拉操纵杆改变裂隙灯显微镜位置，使两个半圆环位于视野中央，并使其上下、左右对称，大小相等 （2）轻轻转动眼压计上的加压旋钮，使两个半圆的内缘相切 （3）角膜表面的泪液过多时，应用棉签擦拭后再测量，否则半圆环太宽，所测量的眼压可能比实际偏高 （4）如所观察的半圆环太细，所测量的眼压可能比实际偏低，则应将测压头撤回，嘱病人眨眼后再测量	• 确保数值准确
13. 读取刻度 读取旋钮旁的刻度数，并乘以 10，即得到测量的眼压值，单位为毫米汞柱（mmHg）（图 19-6） 图 19-6　刻度旋钮	

操作流程	要点与说明
14. 撤回测压头　测量完毕，调节裂隙灯显微镜操纵杆，将测压头自角膜上撤回，测压头与角膜接触时间不宜过长	• 防止引起眼压下降或角膜上皮损伤
15. 冲洗结膜囊　用抗生素滴眼液为病人彻底冲净结膜囊内的荧光素，弃棉签于医疗垃圾桶内	
16. 安置病人　协助病人回床位，取舒适体位，将呼叫器放置于病人随手可及处，感谢病人配合	
17. 再次核对病人　查看执行项目表（附件 1），再次核对病人床号、姓名、执行项目	• 取得病人的配合，保证其安全
18. 告知病人注意事项 (1) 若眼泪或鼻腔分泌物有少许黄绿色属于正常现象 (2) 若眼部出现刺激症状等不适时及时通知护士	
19. 观察并记录　观察病人检查后的反应，若有异常及时报告医师并予以处理，持 PDA 登录移动护理，在一般护理记录单（附件 2）上记录测量结果	
20. 整理用物　回检查室卫生手消毒，整理用物，消毒测压头	

【参考文件】

1. 赵家良. 眼科诊疗常规. 北京：中国医药科技出版社，2012.

【文件保留】　1 年

【附件】

附件 1　执行项目表
附件 2　一般护理记录单

【质控要点】

1. 结膜或角膜急性传染性或活动性炎症、角膜上皮损伤、眼球开放性损伤者禁止用此法测眼压。
2. 荧光素不宜过多过浓，分开眼睑时不能用力压迫眼球。
3. 测压头与角膜接触时间不宜过长。

【文件交付】

1. 医疗副院长
2. 医务处
3. 护理部主任
4. 临床科室主任（眼科）
5. 科护士长（所有）
6. 护士长（所有护理单元）

Goldman 压平眼压计测压技术评分标准

科室：　　　　　　　　　　　　　　　　　　　　　　　　姓名：

项目	总分	技术操作要求	权重				得分	备注
			A	B	C	D		
操作过程	90	洗手，戴口罩	2	1	0	0		
		核对医嘱	4	3	2	0		
		解释并评估	4	3	2	0		
		准备并检查用物	5	3	1	0		
		核对病人	6	4	2	0		
		局部表面麻醉	4	3	2	0		
		荧光素染色	5	3	1	0		
		安装测压头	4	3	2	0		
		调整裂隙灯	6	4	2	0		
		安置体位	3	2	1	0		
		推进测压头	5	3	1	0		
		调整半圆环	10	6	2	0		
		读取刻度	5	3	1	0		
		撤回测压头	2	1	0	0		
		冲洗结膜囊	6	4	2	0		
		安置病人	4	3	2	0		
		再次核对病人	4	3	2	0		
		告知病人注意事项	4	3	2	0		
		观察并记录	4	3	2	0		
		整理用物	3	2	1	0		

续表

项目	总分	技术操作要求	权重				得分	备注
			A	B	C	D		
评价	10	操作动作熟练、节力	4	3	2	0		
		沟通有效	2	1	0	0		
		测量数值准确	4	3	2	0		
总分	100							

主考教师：　　　　　　　　　　　　　　考核日期：

二十、 小孔眼镜治疗技术

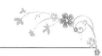

stenopeie spectacles treatment

【目的与适用范围】

制定本规章与流程的目的是规范护士为病人进行小孔眼镜治疗时应遵循的操作程序，以保证治疗有效。

【规章】 无

【名词释义】 无

【流程】
（一）必需品

眼镜（病人自备）、胶片纸、剪刀、铅笔、直尺、透明胶带。
（二）操作

操作流程	要点与说明
1. 洗手，戴口罩	
2. 核对医嘱　两名护士共同持执行项目表（附件1）与医嘱核对床号、姓名、执行项目，无误后在执行项目表（附件1）上签字	• 双人核对确保安全，注意医嘱的更新
3. 解释并评估　携带直尺至病人床旁，核对床号、姓名，向病人解释戴小孔眼镜的目的，评估病人眼部情况	• 保证病人正确 • 取得病人的配合
4. 测量瞳距 （1）协助病人面对亮处 （2）在病人对面相距30cm左右，将直尺平行贴靠于病人鼻根部，有刻度一端位于瞳孔水平线位置 （3）嘱病人平视前方远处物体，将直尺零刻度对准右侧瞳孔内缘 （4）读取直尺上与左侧瞳孔外缘相交的刻度值（图20-1）	• 精细测量，确保数值准确

续表

操作流程	要点与说明
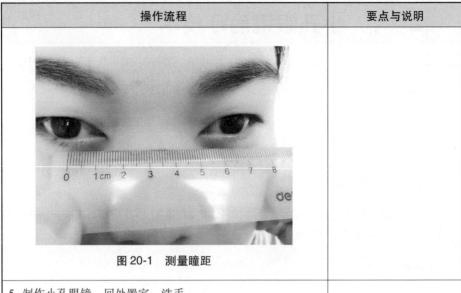 图 20-1　测量瞳距	
5. 制作小孔眼镜　回处置室，洗手 （1）将胶片纸裁剪成镜片大小 （2）根据瞳距测量结果在胶片纸上做上下距离相等，左右为测量距离的直径 1mm 左右小孔 （3）用透明胶带将胶片纸粘于眼镜片上（图 20-2） 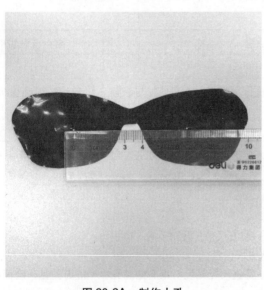 图 20-2A　制作小孔	• 双眼小孔处于水平位置 • 粘贴美观

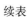

操作流程	要点与说明
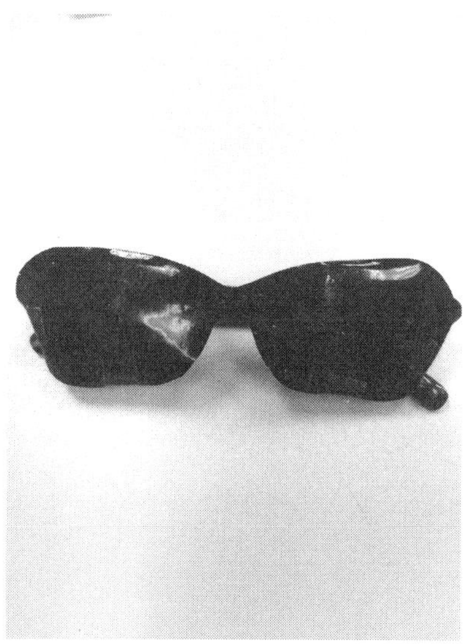 图 20-2B　粘贴胶片纸	
6. 再次核对病人　携带小孔眼镜至病人处，查看执行项目表（附件1），再次核对病人床号、姓名、执行项目，协助病人戴小孔眼镜	
7. 告知注意事项 （1）告知病人应坚持戴小孔眼镜 （2）告知病人若戴后出现头晕、复视等不适，及时通知护士	• 瞳距测量不准，应重新测量
8. 安置病人　协助病人取舒适体位，将呼叫器放置于病人随手可及处，感谢病人配合	• 便于病人呼叫医护人员
9. 观察并记录　观察病人配戴情况，若有异常及时报告医师并予以处理，持 PDA 登录移动护理，在一般护理记录单（附件2）上记录	
10. 整理用物　物品归位，卫生手消毒	

【参考文件】 无

【文件保留】 1年

【附件】

附件1 执行项目表
附件2 一般护理记录单

【质控要点】

1. 测量瞳距应精细、准确。
2. 病人戴小孔眼镜后若出现头晕、复视等不适,应重新测量瞳距。

【文件交付】

1. 医疗副院长
2. 医务处
3. 护理部主任
4. 临床科室主任(眼科)
5. 科护士长(所有)
6. 护士长(所有护理单元)

小孔镜治疗技术评分标准

科室: 　　　　　　　　　　　　　　　　　　　　　　　姓名:

项目	总分	技术操作要求	权重				得分	备注
			A	B	C	D		
操作过程	90	洗手,戴口罩	4	3	2	0		
		核对医嘱	8	6	3	0		
		解释并评估	10	6	2	0		
		测量瞳距	12	8	4	0		
		制作小孔眼镜	12	8	4	0		
		再次核对病人	12	8	4	0		
		告知病人注意事项	6	4	2	0		
		安置病人	8	6	3	0		
		观察并记录	10	6	2	0		
		整理用物	8	6	3	0		

续表

项目	总分	技术操作要求	权重				得分	备注
			A	B	C	D		
评价	10	操作熟练	4	3	2	0		
		沟通有效	3	2	1	0		
		病人配戴舒适	3	2	1	0		
总分	100							

主考教师：　　　　　　　　　　　　考核日期：

二十一、 外耳道耵聍取出技术

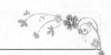

cerumen removal from the external auditory canal

【目的与适用范围】

制定本规章与流程的目的是规范护士为病人进行外耳道耵聍取出时应遵循的操作程序，以保证外耳道畅洁。

【规章】 无

【名词释义】 无

【流程】

（一）必需品

耳鼻喉科综合治疗台、额镜、无菌包（耳镜、卷棉子、耵聍钩、膝状镊）、75%乙醇溶液、速干手消毒剂、医疗垃圾桶、生活垃圾桶。

（二）操作

操作流程	要点与说明
1. 洗手，戴口罩	
2. 核对病人　请病人说出姓名及治疗项目，护士复述其姓名及治疗项目，两名护士共同持病人就诊卡和治疗单，核对病人姓名、性别、年龄、就诊卡号、治疗项目及治疗部位	• 保证病人正确 • 确保执行的治疗正确
3. 评估病人并解释　评估病人病情及合作程度，向病人解释操作目的和方法，协助病人坐于诊椅等候	• 取得病人配合 • 减轻病人心理负担

操作流程	要点与说明
4. **准备并检查用物** 洗手，准备并检查用物 （1）检查各种物品在有效期内，外包装完好，无潮湿、破损，无菌包灭菌指示胶带变色 （2）检查并核对药液在有效期之内；无变色、沉淀、混浊、絮状物；瓶口无松动，瓶体无裂痕、渗漏 （3）检查额镜完好，综合治疗台的光源充足	• 确保药品正确 • 确认额镜及综合治疗台光源正常使用
5. **安置体位** （1）再次核对病人姓名，协助病人侧坐于诊椅上，头略偏向对侧，使患耳稍向上 （2）坐于病人对面，距离约30cm	
6. **戴额镜** （1）将额镜戴于头部，调整额镜及综合治疗台的光源（图21-1） （2）额镜的反光焦点投照于病人患耳外耳道口处 **图21-1　戴额镜**	• 保证视野清晰，操作准确

续表

操作流程	要点与说明
7. 检查外耳道　一手将患侧耳廓向后、向上，并略向外方轻轻牵拉（3岁以下儿童向后下方牵拉），使外耳道变直；另一手食指将耳屏向前略推压，使外耳道口扩大，通过额镜将光束投入外耳道及鼓膜（图21-2） 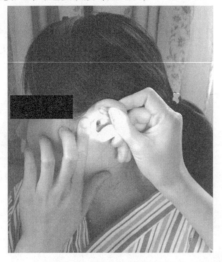 图21-2　双手检查外耳道	• 双手检查法利于看清外耳道及鼓膜，了解耵聍栓塞的情况
8. 打开无菌包　卫生手消毒，打开无菌包备用	
9. 单手检查外耳道　一手从患耳下方，以拇指和中指夹持并牵拉耳廓，食指向前推耳屏，使外耳道口扩大，窥清外耳道及鼓膜（图21-3） 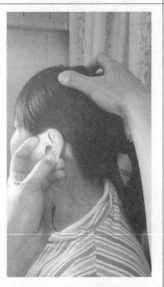 图21-3　单手检查外耳道	• 单手检查法便于另一只手进行耵聍取出的操作

续表

操作流程	要点与说明
10. 取出耵聍 （1）较小或成片状的耵聍用膝状镊分次取出 （2）未完全阻塞外耳道的耵聍块，将耵聍钩钩端平行从外耳道壁与耵聍之间的间隙轻轻深入，待钩端深入耵聍后部时，将耵聍钩旋转90°，使钩端钩住耵聍，然后将其钩出（图21-4） 图21-4　耵聍钩	• 注意动作轻柔，避免损伤外耳道壁 • 如果耵聍坚硬难以取出时，可遵医嘱给予碳酸氢钠滴耳液，每日3~4次，2~3日后待其全部或部分软化后，可行外耳道冲洗法
11. 擦拭并检查外耳道　耵聍完全取出后，用蘸有75%乙醇溶液的卷棉子擦拭外耳道。检查外耳道有无损伤	
12. 检查鼓膜　采用单手检查法将耳镜放入外耳道口，观察外耳道深部及鼓膜有无损伤，如有异常通知医师给予处理	• 耳镜放入时注意手法，使外耳道变直，减轻病人不适
13. 安置病人　询问病人有无不适，感谢病人配合	
14. 再次核对病人　卫生手消毒，查看治疗单，再次核对病人的姓名、就诊卡号、治疗项目及治疗部位	
15. 整理用物　整理用物，洗手	

【参考文件】

黄选兆. 实用耳鼻喉科学. 第2版. 北京：人民卫生出版社，2013.

【文件保留】　1年

【附件】　无

【质控要点】

1. 操作过程中应始终保持反光焦点投照于病人患耳外耳道口处。
2. 使用耵聍钩时注意动作轻柔，避免损伤外耳道壁。

【文件交付】

1. 医疗副院长
2. 护理部主任
3. 临床科室主任（耳鼻喉科）
4. 科护士长（所有）
5. 护士长（所有护理单元）

外耳道耵聍取出技术评分标准

科室：　　　　　　　　　　　　　　　　　　　　　　姓名：

项目	总分	技术操作要求	权重				得分	备注
			A	B	C	D		
操作过程	90	洗手，戴口罩	4	3	2	0		
		核对病人	8	6	3	0		
		评估病人并解释	8	6	3	0		
		准备并检查用物	4	3	2	0		
		安置体位	5	3	1	0		
		戴额镜	8	6	3	0		
		检查外耳道	8	6	3	0		
		打开无菌包	4	3	2	0		
		单手检查外耳道	10	6	2	0		
		取出耵聍	10	6	2	0		
		擦拭并检查外耳道	5	3	1	0		
		检查鼓膜	6	4	2	0		
		安置病人	4	3	2	0		
		再次核对病人	4	3	2	0		
		整理用物	2	1	0	0		

项目	总分	技术操作要求	权重				得分	备注
			A	B	C	D		
评价	10	操作动作熟练、节力	4	3	2	0		
		沟通有效	3	2	1	0		
		关心病人感受	3	2	1	0		
总分	100							

主考教师：   考核日期：

二十二、 外耳道冲洗技术

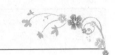

external auditory canal irrigation technique

【目的与适用范围】

制定本规章与流程的目的是规范护士为病人进行外耳道冲洗时应遵循的操作程序，以冲出阻塞外耳道的耵聍或异物，保持外耳道清洁。

【规章】 无

【名词释义】 无

【流程】

（一）必需品

耳鼻喉科综合治疗台、额镜、一次性 20ml 注射器、无菌包（弯盘、卷棉子、耳镜、治疗巾）、无菌纱布、0.9%氯化钠注射液、75%乙醇溶液、启瓶器、速干手消毒剂、医疗垃圾桶、生活垃圾桶。

（二）操作

操作流程	要点与说明
1. 洗手，戴口罩	
2. 核对病人　请病人说出姓名及治疗项目，护士复述其姓名及治疗项目，两名护士共同持病人就诊卡和治疗单，核对病人姓名、性别、年龄、就诊卡号、治疗项目及治疗部位	• 保证病人正确 • 确保执行的治疗正确
3. 评估病人并解释　评估病人病情及合作程度，向病人解释操作目的和方法，协助病人坐于诊椅等候	• 取得病人配合 • 减轻病人心理负担
4. 准备并检查用物　洗手，准备并检查用物 （1）检查各种物品在有效期内，外包装完好，无潮湿、破损，无菌包灭菌指示胶带变色 （2）检查并核对药液在有效期之内；无变色、沉淀、混浊、絮状物；瓶口无松动，瓶体无裂痕、渗漏	• 确保药品正确

续表

操作流程	要点与说明
（3）检查额镜完好，综合治疗台的光源充足 （4）用一次性 20ml 注射器抽取 0.9% 氯化钠注射液 20ml	• 确认额镜及综合治疗台光源正常使用
5. 安置体位 （1）再次核对病人姓名，协助病人取侧坐位，头略偏向对侧，使患耳稍向上 （2）打开无菌包，取治疗巾铺于患耳同侧肩颈部	• 避免冲洗液流下浸湿病人衣服
6. 戴额镜 （1）将额镜戴于头部，调整额镜及综合治疗台的光源 （2）额镜的反光焦点投照于病人患耳外耳道口处	• 保证视野清晰，操作准确
7. 检查外耳道 一手将患侧耳廓向后、向上，并略向外方轻轻牵拉（3 岁以下儿童向后下方牵拉），使外耳道变直；另一手食指将耳屏向前略推压，使外耳道口扩大，通过额镜将光束投入外耳道及鼓膜，检查外耳道耵聍情况	
8. 打开无菌包 卫生手消毒，打开无菌包备用	
9. 冲洗前准备 （1）协助病人手托弯盘紧贴患耳耳垂下方颈部的皮肤（图 22-1） （2）一手将患侧耳廓向后上牵拉，使外耳道成一条直线 图 22-1 病人体位	• 便于冲洗时水可回流入弯盘

操作流程	要点与说明
10. 冲洗外耳道　另一手持抽有 0.9% 氯化钠注射液的注射器朝着外耳道后上壁轻轻注入 0.9% 氯化钠注射液,借回流力量冲出耵聍或异物,反复冲洗至耵聍或异物冲净,避免用力过猛,避免正对鼓膜进行冲击(图 22-2) 图 22-2　外耳道冲洗	• 注意水温不宜过热过冷,以免引起内耳刺激症状
11. 清洁外耳道 (1) 冲洗后用纱布擦干耳廓,弃于医疗垃圾桶内 (2) 用卷棉子拭干耳道内残留的冲洗液	
12. 消毒及检查外耳道　用蘸有 75% 乙醇溶液的卷棉子消毒外耳道,检查外耳道有无耵聍残留或损伤,采用单手检查法将耳镜放入外耳道口,观察外耳道深部及鼓膜有无损伤,如有异常通知医师给予处理	
13. 清洁面部　用治疗巾擦拭病人耳周及面颊部	
14. 安置病人　询问病人有无不适,感谢病人配合	
15. 再次核对病人　卫生手消毒,查看治疗单,再次核对病人的姓名、就诊卡号、治疗项目及治疗部位	
16. 整理用物　整理用物,洗手	

【参考文件】

黄选兆. 实用耳鼻喉科学. 第 2 版. 北京：人民卫生出版社，2013.

【文件保留】 1 年

【附件】 无

【质控要点】

1. 病人手托弯盘紧贴患耳耳垂下方颈部的皮肤，便于冲洗液可回流入弯盘。

2. 进行外耳道冲洗时避免用力过猛，避免正对鼓膜进行冲击。

【文件交付】

1. 医疗副院长
2. 护理部主任
3. 临床科室主任（耳鼻喉科）
4. 科护士长（所有）
5. 护士长（所有护理单元）

外耳道冲洗技术评分标准

科室：   姓名：

项目	总分	技术操作要求	权重				得分	备注
			A	B	C	D		
操作过程	90	洗手，戴口罩	4	3	2	0		
		核对病人	8	6	3	0		
		评估病人并解释	8	6	3	0		
		准备并检查用物	4	3	2	0		
		安置体位	5	3	1	0		
		戴额镜	8	6	3	0		
		检查外耳道	8	6	3	0		
		打开无菌包	4	3	2	0		
		冲洗前准备	8	6	3	0		

续表

项目	总分	技术操作要求	权重				得分	备注
			A	B	C	D		
操作过程	90	冲洗外耳道	10	6	2	0		
		清洁外耳道	6	4	2	0		
		消毒及检查外耳道	4	3	2	0		
		清洁面部	3	2	1	0		
		安置病人	4	3	2	0		
		再次核对病人	4	3	2	0		
		整理用物	2	1	0	0		
评价	10	操作动作熟练、节力	4	3	2	0		
		沟通有效	3	2	1	0		
		关心病人感受	3	2	1	0		
总分	100							

主考教师： 考核日期：

二十三、 外耳道吹氧技术

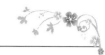

external auditory canal oxygen blowing procedure

【目的与适用范围】

制定本规章与流程的目的是规范护士为病人进行外耳道吹氧时应遵循的操作程序，以促进外耳道干燥。

【规章】 无

【名词释义】 无

【流程】

（一）必需品

供养装置（氧气筒或管道氧气装置）、氧气表、湿化瓶、治疗车、一次性单头吸氧导管、无菌棉签、卷棉子、75%乙醇溶液、医用胶带、小药杯、手电筒、启瓶器、速干手消毒剂、医疗垃圾桶、生活垃圾桶。

（二）操作

操作流程	要点与说明
1. 洗手，戴口罩	
2. 核对医嘱　两名护士共同持执行项目表（附件 1）与医嘱核对床号、姓名、吹氧时间、耳别、流量，无误后在执行项目表（附件 1）上签字	• 确保执行的医嘱正确
3. 确认病人并解释　至病人床旁，核对床号、姓名及过敏史，向病人解释操作目的	• 保证病人正确 • 取得病人配合
4. 评估　评估病情、合作程度及外耳道情况 （1）评估时将患侧耳廓向后、上、外方牵拉（3 岁以下儿童向后下方牵拉将外耳道拉直）	• 了解外耳道情况

操作流程	要点与说明
（2）持手电筒照射外耳道，检查外耳道有无脓液、耵聍、异物等，如外耳道有异常渗出应请示医生给予处理后再行吹氧治疗	
5. 准备并检查用物　回治疗室，洗手，准备并检查用物 （1）检查各种物品在有效期内，外包装完好，无潮湿、破损，无菌包灭菌指示胶带变色 （2）检查并核对药液在有效期之内；无变色、沉淀、混浊、絮状物；瓶口无松动，瓶体无裂痕、渗漏 （3）检查管道氧气装置和氧气流量表完好，若使用氧气筒检查氧气筒及氧气流量表完好 （4）将灭菌注射用水倒入湿化瓶和小药杯内，液面位于湿化瓶的最高水位线与最低水位线之间 （5）将湿化瓶与氧气流量表连接紧密	• 确保药品正确
6. 核对病人 （1）推车携物至病人床旁，请病人说出床号、姓名，护士复述其床号、姓名，核对腕带信息，无法正常沟通的病人，双人核对腕带信息 （2）持 PDA 登录移动护理，扫描病人腕带查看外耳道吹氧医嘱	• 核对腕带信息包括床号、姓名及过敏标识
7. 安置体位　协助病人取舒适坐位或卧位，使患耳稍向下	• 便于渗液流出
8. 清洁外耳道　用蘸有 75% 乙醇溶液的卷棉子清洁外耳道，将棉签弃于医疗垃圾桶内	• 以免在操作过程中将外耳道内脱落的上皮吹进中耳，形成医源性胆脂瘤
9. 连接氧气流量表 （1）管道氧气：将流量表插入墙壁的氧气接口，听到"咔嗒"声，向外不能拉动 （2）筒装氧气：将流量表插入氧气筒的氧气接口，拧紧，打开总开关	• 保证氧气流量表与氧气接口连接紧密
10. 连接吸氧管　将吸氧管与氧气流量表出口连接，打开流量表，按医嘱调节氧流量	

续表

操作流程	要点与说明
11. 检查吸氧管　将导管末端插入盛有灭菌注射用水的小药杯内，有气泡逸出即表示吸氧导管通畅，用棉签将导管末端擦干，棉签弃于医疗垃圾桶	
12. 外耳道吹氧　将导管前端轻轻插入患侧外耳道口，用医用胶带环绕导管后妥善固定（图 23-1） 图 23-1　吹氧导管固定	• 避免吹氧过程中导管脱落
13. 再次核对并告知病人　卫生手消毒 （1）再次核对病人床号、姓名、耳别，持 PDA 登录移动护理，确认执行外耳道吹氧医嘱 （2）感谢病人的配合，告知不可自行调节氧流量或停止吹氧，以确保治疗效果和用氧安全（做好四防，即防震、防火、防热、防油）	
14. 吹氧期间观察　巡视病人，保持给氧管路通畅，观察病人外耳道吹氧的反应，有无头晕症状，若有异常及时报告医师并予以处理	
15. 停止吹氧　取出吹氧导管，关闭流量开关 （1）瓶装氧气：关闭总闸，放出余气后，关闭流量开关，将氧气表卸下置于治疗车下层 （2）管道氧气：关闭流量开关，卸下流量表置于治疗车下层	

操作流程	要点与说明
16. 安置病人　感谢病人的配合，协助病人采取舒适体位，将信号灯放置随手可取处	
17. 记录　持 PDA 登录移动护理，在一般护理记录单（附件 2）上记录吹氧时间、耳别、流量、病人的反应及停氧时间	
18. 整理用物　推车回处置室，整理用物、洗手	

【参考文件】

临床护理实践指南. 中华人民共和国卫生部. 2011.

【文件保留】 1 年

【附件】

附件 1　执行项目表

附件 2　一般护理记录单

【质控要点】

1. 告知病人不可自行调节氧流量或自行停止吹氧。
2. 避免外耳道吹氧过程中导管脱落。
3. 吹氧过程中加强巡视，观察病人有无头晕症状。

【文件交付】

1. 医疗副院长
2. 护理部主任
3. 临床科室主任（耳鼻喉科）
4. 科护士长（所有）
5. 护士长（所有护理单元）

外耳道吹氧技术评分标准

科室：   姓名：

项目	总分	技术操作要求	权重				得分	备注
			A	B	C	D		
操作过程	90	洗手，戴口罩	3	2	1	0		
		核对医嘱	5	3	1	0		
		确认病人并解释	6	4	2	0		
		评估	6	4	2	0		
		准备并检查用物	5	3	1	0		
		核对病人	6	4	2	0		
		安置体位	6	4	2	0		
		清洁外耳道	6	4	2	0		
		连接氧气流量表	4	3	2	0		
		连接吸氧管	4	3	2	0		
		检查吸氧管	5	3	1	0		
		外耳道吹氧	6	4	2	0		
		再次核对并告知病人	5	3	1	0		
		吹氧期间观察	4	3	2	0		
		停止吹氧	8	6	3	0		
		安置病人	4	3	2	0		
		记录	4	3	2	0		
		整理用物	3	2	1	0		
评价	10	操作动作熟练、节力	4	3	2	0		
		沟通有效	3	2	1	0		
		关心病人感受	3	2	1	0		
总分	100							

主考教师：   考核日期：

二十四、 外耳道滴药技术

instillation into the external auditory meatus

【目的与适用范围】

制定本规章与流程的目的是规范护士为病人外耳道滴药时应遵循的操作程序，以保证给药正确。

【规章】

1. 护士发现医嘱违反法律、法规、规章或者诊疗技术规范规定的，应当及时向开具医嘱的医师提出；必要时，应当向该医师所在科室的负责人或者医疗卫生机构负责医疗服务管理的人员报告。

2. 给药时应做到双人核对及"三查七对一注意"：三查是操作前、操作中、操作后查对；七对是指查对床号、姓名、药名、浓度、剂量、用法、时间；一注意是注意用药后反应。

【名词释义】 无

【流程】

（一）必需品

治疗车、无菌棉球、卷棉子、滴耳药液、灭菌注射用水、手电筒、速干手消毒剂、医疗垃圾桶、生活垃圾桶。

（二）操作

操作流程	要点与说明
1. 洗手，戴口罩	
2. **核对医嘱** 两名护士共同持外耳道滴药标签（附件4）、执行项目表（附件1）与医嘱核对床号、姓名、药名、浓度、剂量、用法、时间、耳别，无误后在执行项目表（附件1）上签字	• 确保执行的医嘱正确
3. **确认病人并解释** 至病人床旁，请病人说出床号、姓名及过敏史，向病人解释操作目的	• 保证病人正确 • 取得病人配合

操作流程	要点与说明
4. 评估　评估病情、合作程度及外耳道情况 （1）将患侧耳廓向后、上、外方牵拉（3岁以下儿童向后下方牵拉）将外耳道拉直 （2）持手电筒照射外耳道，检查外耳道	• 了解外耳道情况
5. 准备并检查用物　回治疗室，洗手，准备并检查用物 （1）检查各种物品在有效期内，外包装完好，无潮湿、破损 （2）检查并核对药液在有效期之内；无变色、沉淀、混浊、絮状物；瓶口无松动，瓶身无裂痕、渗漏 （3）持PDA登录移动护理，扫描外耳道滴药标签（附件4）进行配药确认	• 确保药品正确
6. 再次核对药品　请另一名护士持外耳道滴药标签（附件4）、执行项目表（附件1）、滴耳药液核对床号、姓名、药名、浓度、剂量、用法、时间、耳别，确认无误后，持PDA登录移动护理，扫描外耳道滴药标签（附件4）进行复核确认	• 确保用药正确
7. 核对病人 （1）推车携物至病人床旁，请病人说出床号、姓名及过敏史，护士复述其床号、姓名及过敏史，核对腕带信息，无法正常沟通的病人，双人核对腕带信息 （2）持PDA登录移动护理，扫描外耳道滴药标签（附件4）和病人腕带进行确认	• 核对腕带信息包括床号、姓名及过敏标识
8. 安置体位　协助病人取侧卧位或坐位，头偏向健侧，患耳向上	
9. 清洁外耳道 （1）打开灭菌注射用水，用蘸有灭菌注射用水的卷棉子清洁外耳道 （2）清洁后将棉签弃于医疗垃圾桶内	• 使耳道保持通畅
10. 拉直外耳道　一手将患侧耳廓向后、上、外方牵拉（3岁以下儿童向后下方牵拉）将外耳道拉直	• 充分暴露外耳道
11. 外耳道滴药　另一手持滴耳药液，再次核对病人床号、姓名，顺外耳道后壁缓缓滴入药液2~3滴或遵医嘱滴入适宜滴数（图24-1）	• 避免药液直接滴入刺激中耳

操作流程	要点与说明
 图 24-1　滴耳药	
12. 轻按患侧耳屏　用手指反复轻按患侧耳屏，使药液流入耳道四壁及中耳腔	• 以造成外耳道空气压力的变化，使药液充分接触
13. 放置棉球　协助病人保持体位 3~5 分钟后将无菌棉球放置于外耳道口	• 避免药液流出
14. 安置病人　协助病人取舒适体位，将呼叫器放置于病人随手可及处，感谢病人配合	• 便于病人呼叫医护人员
15. 再次核对病人　卫生手消毒，查看执行项目表（附件 1），核对病人床号、姓名、药名、浓度、剂量、用法、时间、耳别，告知病人若有眩晕、耳鸣等不适时及时通知医护人员	
16. 观察并记录　观察病人用药后的反应，若有异常及时报告医师予以处理，持 PDA 登录移动护理，在一般护理记录单（附件 2）上记录	
17. 整理用物　推车回处置室，整理用物，洗手	

【参考文件】

1. 席淑新. 眼耳鼻咽喉口腔科护理学. 第 3 版. 北京：人民卫生出版社，2014.

2. 临床护理实践指南. 中华人民共和国卫生部. 2011.

3. 黄选兆. 实用耳鼻咽喉头颈外科学. 第 2 版. 北京：人民卫生出版社，2010.

4. 孔维佳. 耳鼻咽喉头颈外科学. 第 2 版. 北京：人民卫生出版社，2010.

5. 护士条例. 中华人民共和国国务院. 2008.

【文件保留】 1 年

【附件】

附件 1　执行项目表
附件 2　一般护理记录单
附件 4　外耳道滴药标签

【质控要点】

1. 滴药前清洁外耳道。
2. 滴药时充分暴露外耳道。

【文件交付】

1. 医疗副院长
2. 医务处处长
3. 护理部主任
4. 临床科室主任（耳鼻喉科）
5. 科护士长（所有）
6. 护士长（所有护理单元）

外耳道滴药技术评分标准

科室：   姓名：

项目	总分	技术操作要求	权重				得分	备注
			A	B	C	D		
操作过程	90	洗手，戴口罩	3	2	1	0		
		核对医嘱	5	3	1	0		
		确认病人并解释	6	4	2	0		
		评估	8	6	3	0		
		准备并检查用物	5	3	1	0		
		再次核对药品	4	3	2	0		
		核对病人	4	3	2	0		
		安置体位	8	6	3	0		
		清洁外耳道	8	6	3	0		
		拉直外耳道	8	6	3	0		
		外耳道滴药	10	6	2	0		
		轻按患侧耳屏	8	6	3	0		
		放置棉球	3	2	1	0		
		安置病人	2	1	0	0		
		再次核对病人	2	1	0	0		
		观察并记录	4	3	2	0		
		整理用物	2	1	0	0		
评价	10	操作动作熟练	4	3	2	0		
		沟通有效	3	2	1	0		
		关心病人感受	3	2	1	0		
总分	100							

主考教师：   考核日期：

二十五、 鼓膜穿刺术

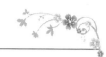

auripuncture technique

【目的与适用范围】

制定本规章与流程的目的是规范护士为病人进行鼓膜穿刺时应遵循的操作程序，以保证抽出鼓室内积液，减轻耳闷感，提高听力。

【规章】 无

【名词释义】 无

【流程】

（一）必需品

耳鼻喉科综合治疗台、额镜、无菌包（鼓膜穿刺针头、耳镜、卷棉子）、无菌棉球、一次性1ml注射器、局麻药、75%乙醇溶液、启瓶器、速干手消毒剂、医疗垃圾桶、生活垃圾桶。

（二）操作

操作流程	要点与说明
1. 洗手，戴口罩	
2. 核对病人 请病人说出姓名及治疗项目，护士复述其姓名及治疗项目，两名护士共同持病人就诊卡和治疗单，核对病人姓名、性别、年龄、就诊卡号、治疗项目及治疗部位	• 保证病人正确 • 确保执行的治疗正确
3. 评估病人并解释 评估病人病情及合作程度，向病人解释操作目的和方法，告知病人鼓膜穿刺时会出现轻微刺痛及不适感，属于正常现象，协助病人坐于诊椅等候	• 取得病人配合 • 减轻病人心理负担
4. 准备并检查用物 洗手，准备并检查用物 （1）检查各种物品在有效期内，外包装完好，无潮湿、破损，无菌包灭菌指示胶带变色	

续表

操作流程	要点与说明
（2）检查并核对药液在有效期之内；无变色、沉淀、混浊、絮状物；瓶口无松动，瓶体无裂痕、渗漏 （3）检查额镜完好，综合治疗台的光源充足	• 确认额镜及综合治疗台光源正常使用
5. 安置体位　再次核对病人姓名，协助病人侧坐于诊椅上，头略偏向对侧，使患耳朝向护士	
6. 戴额镜 （1）将额镜戴于头部，调整额镜及综合治疗台的光源 （2）额镜的反光焦点投照于病人患耳外耳道口处	
7. 单手检查外耳道　采用单手检查外耳道法，一手从患耳下方，以拇指和中指夹持并牵拉耳廓，食指向前推耳屏，使外耳道口扩大，窥清外耳道及鼓膜	• 单手检查法便于另一只手进行操作
8. 清洁外耳道　用蘸有 75% 乙醇溶液的卷棉子由里向外擦拭外耳道，弃于医疗垃圾桶内	• 外耳道消毒，预防操作后感染
9. 麻醉鼓膜 （1）卫生手消毒，打开无菌包 （2）采用单手检查法将耳镜放入外耳道口，用蘸有局麻药溶液的卷棉子置于鼓膜前下或后下象限，5 分钟后取出（图 25-1） 图 25-1　鼓膜示意图	

续表

操作流程	要点与说明
10. 检查并连接注射器 （1）检查鼓膜穿刺针头无钩无弯曲 （2）将鼓膜穿刺针头与一次性注射器连接，固定针栓，活动注射器活塞并排尽针筒内空气	
11. 穿刺鼓膜 （1）保持额镜的反光焦点投照于病人患耳外耳道口处 （2）嘱病人保持头部不动，将连接好注射器的鼓膜穿刺针头沿耳镜底壁缓慢进入外耳道，从鼓膜紧张部的前下象限或后下象限穿过鼓膜刺入鼓室，针头方向与鼓膜垂直，不得向后上方倾斜（图 25-2） **图 25-2　鼓膜穿刺**	● 保证操作准确 ● 穿刺时，注意进针角度、深度、针头方向，以免损伤听骨，或刺入内耳蜗窗、前庭窗
12. 抽吸积液　一手固定针头，一手抽吸鼓室内积液	
13. 拔针　抽吸完毕，缓慢将针头拔出，退出外耳道	
14. 放置棉球　取下耳镜，将无菌棉球放置于外耳道口	
15. 安置病人　询问病人有无不适，感谢病人配合	
16. 再次核对病人　卫生手消毒，查看治疗单，再次核对病人的姓名、就诊卡号、治疗项目及治疗部位	
17. 整理用物　整理用物，洗手	

【参考文件】

1. 席淑新. 眼耳鼻咽喉口腔科护理学. 第 2 版. 北京：人民卫生出版社，2014.

2. 黄选兆. 实用耳鼻喉科学. 第 2 版. 北京：人民卫生出版社，2013.

【文件保留】 1 年

【附件】 无

【质控要点】

1. 穿刺时保持额镜的反光焦点投照于病人患耳外耳道口处。
2. 穿刺时针头方向与鼓膜垂直，不得向后上方倾斜。

【文件交付】

1. 医疗副院长
2. 护理部主任
3. 临床科室主任（耳鼻喉科）
4. 科护士长（所有）
5. 护士长（所有护理单元）

鼓膜穿刺术评分标准

科室：　　　　　　　　　　　　　　　　　　　　　姓名：

项目	总分	技术操作要求	权重				得分	备注
			A	B	C	D		
操作过程	90	洗手，戴口罩	4	3	2	0		
		核对病人	8	6	3	0		
		评估病人并解释	8	6	3	0		
		准备并检查用物	4	3	2	0		
		安置体位	5	3	1	0		
		戴额镜	8	6	3	0		
		单手检查外耳道	8	6	3	0		
		清洁外耳道	4	3	2	0		
		麻醉鼓膜	8	6	3	0		
		检查并连接注射器	4	3	2	0		
		穿刺鼓膜	8	6	3	0		
		抽吸积液	6	4	2	0		
		拔针	3	2	1	0		

项目	总分	技术操作要求	权重				得分	备注
			A	B	C	D		
操作过程	90	放置棉球	2	1	0	0		
		安置病人	4	3	2	0		
		再次核对病人	4	3	2	0		
		整理用物	2	1	0	0		
评价	10	操作动作熟练、节力	4	3	2	0		
		沟通有效	3	2	1	0		
		关心病人感受	3	2	1	0		
总分	100							

主考教师：   考核日期：

二十六、 鼓膜切开术

tympanotomy

【目的与适用范围】

制定本规章与流程的目的是规范护士为病人进行鼓膜切开时应遵循的操作程序,以保证减轻耳闷感,提高听力。

【规章】 无

【名词释义】 无

【流程】

(一) 必需品

耳鼻喉科综合治疗台、额镜、无菌包(耳镜、耳吸引管、鼓膜切开刀、卷棉子)、无菌纱布、无菌棉球、局麻药、75%乙醇溶液、启瓶器、速干手消毒剂、医疗垃圾桶、生活垃圾桶。

(二) 操作

操作流程	要点与说明
1. 洗手,戴口罩	
2. 核对病人 请病人说出姓名及治疗项目,护士复述其姓名及治疗项目,两名护士共同持病人就诊卡和治疗单,核对病人姓名、性别、年龄、就诊卡号、治疗项目及治疗部位	• 保证病人正确 • 确保执行的治疗正确
3. 评估病人并解释 评估病人病情及合作程度,向病人解释操作目的和方法,协助病人坐于诊椅等候	• 取得病人配合 • 减轻病人心理负担
4. 准备并检查用物 洗手,准备并检查用物 (1) 检查各种物品在有效期内,外包装完好,无潮湿、破损,无菌包灭菌指示胶带变色 (2) 检查并核对药液在有效期之内;无变色、沉淀、混浊、絮状物;瓶口无松动,瓶体无裂痕、渗漏	• 确保用物正确

续表

操作流程	要点与说明
（3）检查额镜完好，综合治疗台的光源充足	• 确认额镜及综合治疗台光源正常使用
5. 安置体位 再次核对病人姓名，协助病人侧坐于诊椅上，头略偏向对侧，使患耳朝向护士	
6. 戴额镜 （1）将额镜戴于头部，调整额镜及综合治疗台的光源 （2）额镜的反光焦点投照于病人患耳外耳道口处	
7. 单手检查外耳道 采用单手检查外耳道法，一手从患耳下方，以拇指和中指夹持并牵拉耳廓，食指向前推耳屏，使外耳道口扩大，窥清外耳道及鼓膜	• 单手检查法便于另一只手进行操作
8. 清洁外耳道 用蘸有75%乙醇溶液的卷棉子由里向外擦拭外耳道，弃于医疗垃圾桶内	• 外耳道消毒，预防操作后感染
9. 麻醉鼓膜 （1）卫生手消毒，打开无菌包备用 （2）采用单手检查法将耳镜放入外耳道口，用蘸有局麻药溶液的卷棉子置于鼓膜前下象限，5分钟后取出	
10. 检查鼓膜切开刀 检查鼓膜切开刀刀头锋利无破损	
11. 切开鼓膜 （1）再度调整额镜及综合治疗台的光源，保持额镜的反光焦点投照于病人患耳外耳道口处 （2）嘱病人保持头部不动，用鼓膜切开刀在鼓膜前下象限做放射状或弧形切口，退出鼓膜切开刀（图26-1） 图26-1 切口示意图	• 注意勿伤及鼓室内壁黏膜
12. 连接吸引器管 将耳吸引管与综合治疗台的吸引器管连接	

续表

操作流程	要点与说明
13. 吸引鼓室积液 打开吸引器开关，一手采用单手检查外耳道法，一手持耳吸引管将鼓室内全部液体吸尽	
14. 擦拭外耳道 抽吸完毕，取下耳镜，用蘸有75%乙醇溶液的卷棉子擦拭外耳道，弃于医疗垃圾桶内，外耳道口放置无菌棉球	
15. 安置病人 询问病人有无不适，感谢病人配合	
16. 再次核对病人 卫生手消毒，查看治疗单，再次核对病人的姓名、就诊卡号、治疗项目及治疗部位	
17. 整理用物 整理用物，洗手	

【参考文件】

黄选兆. 实用耳鼻喉科学. 第2版. 北京：人民卫生出版社，2013.

【文件保留】 1年

【附件】 无

【质控要点】

1. 穿刺时保持额镜的反光焦点投照于病人患耳外耳道口处。
2. 穿刺时注意勿伤及鼓室内壁黏膜。

【文件交付】

1. 医疗副院长
2. 护理部主任
3. 临床科室主任（耳鼻喉科）
4. 科护士长（所有）
5. 护士长（所有护理单元）

鼓膜切开技术评分标准

科室：   姓名：

项目	总分	技术操作要求	权重				得分	备注
			A	B	C	D		
操作过程	90	洗手，戴口罩	4	3	2	0		
		核对病人	8	6	3	0		
		评估病人并解释	8	6	3	0		
		准备并检查用物	4	3	2	0		
		安置体位	5	3	1	0		
		戴额镜	8	6	3	0		
		单手检查外耳道	8	6	3	0		
		清洁外耳道	4	3	2	0		
		麻醉鼓膜	8	6	3	0		
		检查鼓膜切开刀	4	3	2	0		
		切开鼓膜	8	6	3	0		
		连接吸引器管	3	2	1	0		
		吸引鼓室积液	6	4	2	0		
		擦拭外耳道	2	1	0	0		
		安置病人	4	3	2	0		
		再次核对病人	4	3	2	0		
		整理用物	2	1	0	0		
评价	10	操作动作熟练、节力	4	3	2	0		
		沟通有效	3	2	1	0		
		关心病人感受	3	2	1	0		
总分	100							

主考教师：   考核日期：

二十七、 耳后注射技术

postaurical injection technology

【目的与适用范围】

制定本规章与流程的目的是规范护士为病人进行耳后注射时应遵循的操作程序，以保证给药正确。

【规章】

1. 护士发现医嘱违反法律、法规、规章或者诊疗技术规范规定的，应当及时向开具医嘱的医师提出；必要时，应当向该医师所在科室的负责人或者医疗卫生机构负责医疗服务管理的人员报告。

2. 给药时应做到双人核对及"三查七对一注意"：三查是操作前、操作中、操作后查对；七对是指查对床号、姓名、药名、浓度、剂量、用法、时间；一注意是注意用药后反应。

【名词释义】　无

【流程】

（一）必需品

治疗盘、无菌注射盒、一次性 1ml 注射器、无菌棉签、安尔碘皮肤消毒剂、速干手消毒剂、医疗垃圾桶、生活垃圾桶、利器盒。

（二）操作

操作流程	要点与说明
1. 洗手，戴口罩	
2. 核对病人　请病人说出姓名及治疗项目，护士复述其姓名及治疗项目，两名护士共同持病人就诊卡和治疗单，核对病人姓名、性别、年龄、就诊卡号、治疗项目及治疗部位	• 保证病人正确 • 确保执行的治疗正确
3. 评估病人并解释　评估病人病情及合作程度，向病人解释操作目的和方法，协助病人坐于诊椅等候	• 取得病人配合 • 减轻病人心理负担

操作流程	要点与说明
4. 遵医嘱配药　洗手，准备并检查用物 （1）检查各种物品在有效期内，外包装完好，无潮湿、破损 （2）检查并核对药液在有效期之内；无变色、沉淀、混浊、絮状物；瓶口无松动，瓶体无裂痕、渗漏 （3）遵医嘱配药	
5. 再次核对药品　请另一名护士将空安瓿或空药瓶与治疗单核对，确认无误后将抽吸好药液的注射器放入无菌注射盒内并注明开启时间	• 确保配药正确
6. 选择注射部位　协助病人取坐位，拨开患侧耳后头发并固定，暴露耳后区，平耳轮切迹平面选取注射部位（图27-1），注意避开瘢痕、炎症、硬结处 图 27-1　耳后注射部位	
7. 消毒皮肤　卫生手消毒，用安尔碘棉签消毒皮肤（以注射点为中心，由内向外螺旋式消毒，直径约5cm），待干	
8. 再次消毒皮肤　安尔碘棉签再次消毒皮肤（范围不超过第一遍），待干	• 再次消毒的范围应小于第一次
9. 排气　从无菌盒中取出注射器，取下小瓶/安瓿弃于利器盒内，排气	

143

续表

操作流程	要点与说明
10. 进针　左手夹无菌棉签，拇指及食指固定注射部位，绷紧皮肤，核对病人姓名后，右手持注射器 90 度进针，迅速刺入直至颞骨骨面	• 勿将针梗全部刺入，防止从根部折断
11. 推药　右手固定针头，左手抽动活塞，如无回血，右手推动活塞缓慢注射，若有回血，更换针头并重新选择部位注射	• 注射过程中注意观察病人的反应，询问病人的感受
12. 拔针　注药完毕，干棉签置于穿刺点旁，快速拔针，用棉签轻压穿刺点直至不出血，将棉签弃于医疗垃圾桶内，将针头弃于利器盒，注射器弃于医疗垃圾桶	
13. 安置病人　协助病人取舒适体位，整理头发，询问病人有无不适，感谢病人配合	
14. 再次核对病人　卫生手消毒，查看治疗单，再次核对病人的姓名、就诊卡号、治疗项目及治疗部位	
15. 整理用物　整理用物，洗手	
16. 观察并记录　观察病人用药后的反应，若有异常及时报告医师予以处理并记录	

【参考文件】

1. 临床护理实践指南. 中华人民共和国卫生部. 2011.
2. 护士条例. 中华人民共和国国务院. 2008.

【文件保留】　1 年

【附件】　无

【质控要点】

1. 左手固定注射部位，绷紧皮肤，右手持注射器 90°进针，迅速刺入颞肌肌层，直至颞骨骨面。
2. 注射过程中注意观察病人的反应，询问病人的感受。

【文件交付】

1. 医疗副院长

2. 医务处处长

3. 护理部主任

4. 临床科室主任（耳鼻喉科）

5. 科护士长（所有）

6. 护士长（所有护理单元）

耳后注射技术评分标准

科室：   姓名：

项目	总分	技术操作要求	权重				得分	备注
			A	B	C	D		
操作过程	90	洗手，戴口罩	4	3	2	0		
		核对病人	8	6	3	0		
		评估病人并解释	8	6	3	0		
		遵医嘱配药	10	6	2	0		
		再次核对药品	6	4	2	0		
		选择注射部位	8	6	3	0		
		消毒皮肤	5	3	1	0		
		再次消毒皮肤	5	3	1	0		
		排气	4	3	2	0		
		进针	10	6	2	0		
		推药	6	4	2	0		
		拔针	6	4	2	0		
		安置病人	2	1	0	0		
		再次核对病人	2	1	0	0		
		整理用物	2	1	0	0		
		观察并记录	4	3	2	0		
评价	10	操作动作熟练、节力	4	3	2	0		
		沟通有效	3	2	1	0		
		关心病人感受	3	2	1	0		
总分	100							

主考教师：   考核日期：

二十八、 耳部备皮技术

skin preparation procedure of aural region

【目的与适用范围】

制定本规章与流程的目的是规范护士为病人进行耳部备皮时应遵循的操作程序，以保证术野清洁，预防术后感染。

【规章】 无

【名词释义】 无

【流程】

（一）必需品

治疗车、理发推子、备皮刀、无菌包（弯盘、止血钳、治疗巾、棉球、纱布）、检查手套、20%软皂液、启瓶器、速干手消毒剂、医疗垃圾桶、生活垃圾桶、利器盒。

（二）操作

操作流程	要点与说明
1. 洗手，戴口罩	
2. 核对医嘱并确认备皮范围　两名护士共同持执行项目表（附件 1）与医嘱核对床号、姓名、手术部位，确认备皮范围，无误后在执行项目表（附件 1）上签字	• 确保执行的医嘱正确
3. 确认病人并解释　至病人床旁，核对床号、姓名，向病人解释操作目的	• 保证病人正确 • 取得病人配合
4. 评估　评估病情、合作程度及耳周情况	

操作流程	要点与说明
5. 准备并检查用物　回治疗室，洗手，准备并检查用物 （1）检查各种物品在有效期内，外包装完好，无潮湿、破损，无菌包灭菌指示胶带变色 （2）检查并核对 20% 软皂液在有效期之内；瓶口无松动，瓶体无裂痕、渗漏，打开备用	• 确保药品正确
6. 核对病人 （1）推车携物至病人床旁，请病人说出床号、姓名、手术部位及过敏史，护士复述其床号、姓名、手术部位及过敏史，核对腕带信息，无法正常沟通的病人，双人核对腕带信息 （2）持 PDA 登录移动护理，扫描病人腕带查看备皮医嘱	
7. 安置体位　协助病人取坐位，患耳朝向护士	
8. 操作前准备 （1）持 PDA 进入供应室系统，扫描无菌包条码，再扫描病人腕带进行使用登记 （2）暴露手术区皮肤 （3）卫生手消毒，打开无菌包，将治疗巾围于病人颈部，戴手套 （4）将 20% 软皂液倒入弯盘，浸湿棉球	• 确认无菌包使用
9. 剃除毛发　用理发推子根据手术范围推去患侧耳廓周围头发	
10. 涂擦肥皂水　用止血钳夹取肥皂水棉球涂擦拟备皮区域	
11. 剃净毛发　一手持纱布绷紧皮肤，另一手持备皮刀剃除毛发，刀架与皮肤成 45° 角，顺序从左到右，从上到下，每剃一刀用纱布清洁刀面，重复这个过程直至备皮结束	• 注意皮肤皱褶处，避免划伤皮肤
12. 清洁皮肤　备皮结束后，用纱布擦去备皮区域残留的肥皂水，撤去治疗巾，脱手套	
13. 检查皮肤　检查备皮区域无毛发残留，备皮范围符合手术要求 （1）常规耳部手术备皮范围：耳周 5~7cm（图 28-1）	

续表

操作流程	要点与说明
图 28-1　常规耳部手术备皮范围 （2）人工耳蜗植入术备皮范围：耳周 15cm （3）侧颅底手术备皮范围：耳周 9~10cm （4）前颅底手术备皮范围：头部全部毛发	
14. 收拾用物　将备皮刀弃于利器盒，将其他用物置于治疗车下	
15. 安置病人　协助病人取舒适体位，将呼叫器放置于病人随手可及处，感谢病人配合	• 便于病人呼叫医护人员
16. 再次核对病人并记录　卫生手消毒 （1）查看执行项目表（附件 1），再次核对病人床号、姓名、手术部位并签名 （2）持 PDA 登录移动护理，确认执行备皮医嘱，在一般护理记录单（附件 2）上记录备皮时间	
17. 整理用物　推车回处置室，整理用物，洗手	

【参考文件】

席淑新. 眼耳鼻咽喉口腔科护理学. 第 3 版. 北京：人民卫生出版社，2014.

【文件保留】 1 年

【附件】

附件 1 执行项目表
附件 2 一般护理记录单

【质控要点】

注意皮肤皱褶处，避免划伤病人皮肤。

【文件交付】

1. 医疗副院长
2. 护理部主任
3. 临床科室主任（耳鼻喉科）
4. 科护士长（所有）
5. 护士长（所有护理单元）

耳部备皮技术评分标准

科室：   姓名：

项目	总分	技术操作要求	权重				得分	备注
			A	B	C	D		
操作过程	90	洗手，戴口罩	3	2	1	0		
		核对医嘱并确认备皮范围	4	3	2	0		
		确认病人并解释	5	3	1	0		
		评估	8	6	3	0		
		准备并检查用物	5	3	1	0		
		核对病人	6	4	2	0		
		安置体位	6	4	2	0		
		操作前准备	8	6	3	0		

续表

项目	总分	技术操作要求	权重				得分	备注
			A	B	C	D		
操作过程	90	剃除毛发	8	6	3	0		
		涂擦肥皂水	6	4	2	0		
		剃净毛发	10	6	2	0		
		清洁皮肤	4	3	2	0		
		检查皮肤	4	3	2	0		
		收拾用物	3	2	1	0		
		安置病人	3	2	1	0		
		再次核对病人并记录	4	3	2	0		
		整理用物	3	2	1	0		
评价	10	操作动作熟练、节力	4	3	2	0		
		沟通有效	3	2	1	0		
		关心病人感受	3	2	1	0		
总分	100							

主考教师： 考核日期：

二十九、 耳周脓肿切开引流技术

incision and drainage technique of periauricular abscess

【目的与适用范围】

制定本规章与流程的目的是规范护士为病人进行耳周脓肿切开引流技术时应遵循的操作程序，以保证排出脓液，促进炎症消退。

【规章】 无

【名词释义】 无

【流程】

（一）必需品

无菌包（弯盘、止血钳、镊子、尖头刀片、治疗巾、纱布）、无菌棉签、无菌引流条、一次性 10ml 注射器、安尔碘皮肤消毒剂、伤口冲洗液（遵医嘱）、检查手套、医用胶带、启瓶器、速干手消毒剂、医疗垃圾桶、生活垃圾桶。

（二）操作

操作流程	要点与说明
1. 洗手，戴口罩	
2. 核对病人　请病人说出姓名及治疗项目，护士复述其姓名及治疗项目，两名护士共同持病人就诊卡和治疗单，核对病人姓名、性别、年龄、就诊卡号、治疗项目及治疗部位	• 保证病人正确 • 确保执行的治疗正确
3. 评估病人并解释　评估病人病情及合作程度，向病人解释操作目的和方法，协助病人坐于诊椅等候	• 取得病人配合 • 减轻病人心理负担

操作流程	要点与说明
4. 准备并检查用物　洗手，准备并检查用物 （1）检查各种物品在有效期内，外包装完好，无潮湿、破损，无菌包灭菌指示胶带变色 （2）检查并核对药液在有效期之内；无变色、沉淀、混浊、絮状物；瓶口无松动，瓶体无裂痕、渗漏 （3）打开无菌包，夹取无菌引流条置于弯盘内，包上无菌包	• 确保药品正确
5. 安置体位 （1）再次核对病人，协助病人取坐位，患耳正对护士 （2）打开无菌包，取治疗巾铺于病人颈前，戴手套	• 避免脓肿渗液污染病人衣服
6. 选择部位　使用无菌棉签轻按脓肿处，了解脓肿的成熟度，定好切开位置 （1）切口方向尽可能与皮纹一致 （2）切口位置尽量位于脓肿的最低位，有利脓液的自然引流 （3）切口长度一般应与脓肿大小一致，但浅表脓肿亦可小于脓肿直径 （4）切口要避开瘢痕处	• 避免在脓肿不成熟时做切开，引起炎症扩散
7. 消毒皮肤　卫生手消毒，用安尔碘棉签消毒皮肤（以切开点为中心，由内向外螺旋式消毒，直径超出脓肿范围至少5cm），待干	
8. 再次消毒　安尔碘棉签再次消毒皮肤（范围不超过第一遍），待干	• 再次消毒的范围应小于第一次
9. 切开排脓 （1）卫生手消毒，打开无菌包备用 （2）嘱病人手托弯盘紧贴患耳耳垂下方颈部的皮肤 （3）再次核对病人姓名，一手固定病人头部及患侧皮肤，另一手持刀在脓肿波动感最明显位置低处进刀，切开脓肿囊壁，并向上作纵行切口约1cm，使脓液流出 （4）用棉签按压脓肿周围，排尽脓液	• 操作过程中注意观察病人的反应，询问病人感受
10. 冲洗伤口　用注射器抽取伤口冲洗液（遵医嘱）冲洗脓腔至无明显脓液	

操作流程	要点与说明
11. 包扎伤口　根据脓腔渗血情况，放置引流条，以无菌纱布覆盖伤口，妥善固定	
12. 安置病人　撤治疗巾，脱手套，询问病人有无不适，感谢病人配合	
13. 再次核对病人　卫生手消毒，查看治疗单，再次核对病人的姓名、就诊卡号、治疗项目及治疗部位	
14. 整理用物　整理用物，洗手	

【参考文件】

席淑新. 耳鼻咽喉科护士手册. 北京：人民卫生出版社，2009.

【文件保留】　1 年

【附件】　无

【质控要点】

1. 换药时动作要轻。
2. 操作时注意无菌操作。

【文件交付】

1. 医疗副院长
2. 护理部主任
3. 临床科室主任（耳鼻喉科）
4. 科护士长（所有）
5. 护士长（所有护理单元）

耳周脓肿切开引流技术评分标准

科室： 姓名：

项目	总分	技术操作要求	权重				得分	备注
			A	B	C	D		
操作过程	90	洗手，戴口罩	2	1	0	0		
		核对病人	5	3	1	0		
		评估病人并解释	6	4	2	0		
		准备并检查用物	6	4	2	0		
		安置体位	4	3	2	0		
		选择部位	8	6	3	0		
		消毒皮肤	6	4	2	0		
		再次消毒	6	4	2	0		
		切开排脓	15	9	3	0		
		冲洗伤口	12	8	4	0		
		包扎伤口	10	6	2	0		
		安置病人	4	3	2	0		
		再次核对病人	4	3	2	0		
		整理用物	2	1	0	0		
评价	10	操作动作熟练、节力	4	3	2	0		
		沟通有效	3	2	1	0		
		关心病人感受	3	2	1	0		
总分	100							

主考教师： 考核日期：

三十、 鼻腔滴药技术

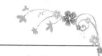

administrating procedure of nasal drops

【目的与适用范围】

制定本规章与流程的目的是规范护士为病人进行鼻腔滴药时应遵循的操作程序，以保证给药正确。

【规章】

1. 护士发现医嘱违反法律、法规、规章或者诊疗技术规范规定的，应当及时向开具医嘱的医师提出；必要时，应当向该医师所在科室的负责人或者医疗卫生机构负责医疗服务管理的人员报告。

2. 给药时应做到双人核对及"三查七对一注意"：三查是操作前、操作中、操作后查对；七对是指查对床号、姓名、药名、浓度、剂量、用法、时间；一注意是注意用药后反应。

【名词释义】 无

【流程】

（一）必需品

治疗车、无菌棉签、无菌纱布、滴鼻药液、灭菌注射用水、手电筒、速干手消毒剂、医疗垃圾桶、生活垃圾桶。

（二）操作

操作流程	要点与说明
1. 洗手，戴口罩	
2. 核对医嘱 两名护士共同持滴鼻药标签（附件5）、执行项目表（附件1）与医嘱核对床号、姓名、药名、浓度、剂量、用法、时间，无误后在执行项目表（附件1）上签字	• 确保执行的医嘱正确
3. 确认病人并解释 至病人床旁，请病人说出床号、姓名及过敏史，向病人解释操作目的	• 保证病人正确 • 取得病人配合

操作流程	要点与说明
4. 评估　评估病情、合作程度及鼻腔情况 （1）评估时一手挡住病人双眼，另一手持手电筒照射鼻腔，检查鼻腔情况 （2）告知病人滴鼻药时勿吞咽，以免药液进入咽部引起不适 （3）告知病人自觉不适及时沟通	• 避免照射眼部造成不适感
5. 准备并检查用物　回治疗室，洗手，准备并检查用物 （1）检查各种物品在有效期内，外包装完好，无潮湿、破损 （2）检查并核对药液在有效期之内；无变色、沉淀、混浊、絮状物；瓶口无松动，瓶身无裂痕、渗漏 （3）持 PDA 登录移动护理，扫描滴鼻药标签（附件 5）进行配药确认	• 确保药品正确
6. 再次核对药品　请另一名护士持滴鼻药标签（附件 5）、执行项目表（附件 1）、滴鼻药液核对床号、姓名、药名、浓度、剂量、用法、时间，确认无误后，持 PDA 登录移动护理，扫描滴鼻药标签（附件 5）进行复核确认	• 确保用药正确
7. 核对病人 （1）推车携物至病人床旁，请病人说出床号、姓名及过敏史，护士复述其床号、姓名及过敏史，核对腕带信息，无法正常沟通的病人，双人核对腕带信息 （2）持 PDA 登录移动护理，扫描滴鼻药标签（附件 5）和病人腕带进行确认	• 核对腕带信息包括床号、姓名及过敏标识
8. 清洁鼻腔 （1）协助病人轻轻擤出鼻腔分泌物（鼻腔有填塞物时不擤鼻） （2）用蘸有灭菌注射用水的无菌棉签，协助病人清洁鼻腔 （3）清洁后将棉签弃于医疗垃圾桶内	• 使鼻腔保持通畅
9. 安置体位　协助病人解开衣领，协助病人摆好体位 （1）仰卧垂头位：病人取仰卧位，肩下垫枕头或头悬于床头（或坐位，紧靠椅背），颈伸直，头后仰，颏尖朝上，使头部与身体成直角，头低肩高（图 30-1） （2）侧头位：协助病人向患侧卧，肩下垫枕头，头略下垂。或取侧卧垂头位，滴入药液后再改为侧头位（图 30-2）	• 避免衣领牵拉颈部带来不适感 • 使药液能够充分进入鼻腔或鼻窦

操作流程	要点与说明
  图 30-1　仰卧垂头位 图 30-2　侧头位	
10. 滴鼻药　一手轻推病人鼻尖，充分暴露鼻腔，另一手持滴鼻药液，核对病人姓名后，在距离病人前鼻孔 2cm 处，滴入药液 3~4 滴（双侧鼻腔或患侧鼻腔）（图 30-3）	● 滴药时，药瓶口勿触及前鼻孔，避免污染

续表

操作流程	要点与说明
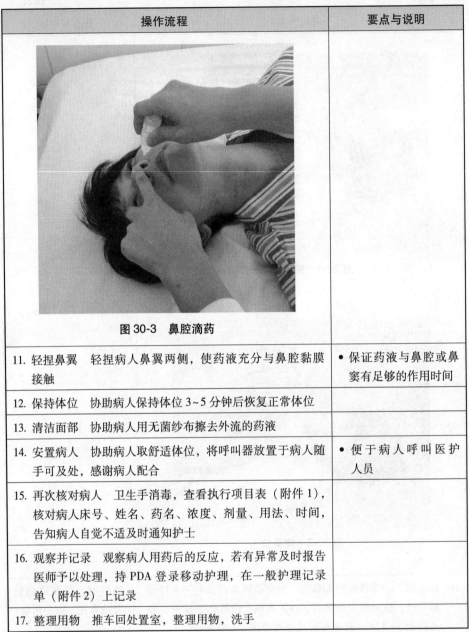 图 30-3　鼻腔滴药	
11. 轻捏鼻翼　轻捏病人鼻翼两侧，使药液充分与鼻腔黏膜接触	• 保证药液与鼻腔或鼻窦有足够的作用时间
12. 保持体位　协助病人保持体位 3~5 分钟后恢复正常体位	
13. 清洁面部　协助病人用无菌纱布擦去外流的药液	
14. 安置病人　协助病人取舒适体位，将呼叫器放置于病人随手可及处，感谢病人配合	• 便于病人呼叫医护人员
15. 再次核对病人　卫生手消毒，查看执行项目表（附件 1），核对病人床号、姓名、药名、浓度、剂量、用法、时间，告知病人自觉不适及时通知护士	
16. 观察并记录　观察病人用药后的反应，若有异常及时报告医师予以处理，持 PDA 登录移动护理，在一般护理记录单（附件 2）上记录	
17. 整理用物　推车回处置室，整理用物，洗手	

【参考文件】

1. 临床护理实践指南. 中华人民共和国卫生部. 2011.

2. 席淑新. 眼耳鼻咽喉口腔科护理学. 第 3 版. 北京：人民卫生出版社，2014.

3. 胡敏. 眼耳鼻咽喉和口腔科护理技术. 北京：人民卫生出版社，2011.

4. 黄选兆. 实用耳鼻咽喉头颈外科学. 第 2 版. 北京：人民卫生出版社，2010.

5. 护士条例. 中华人民共和国国务院. 2008.

【文件保留】 1 年

【附件】

附件1 执行项目表
附件2 一般护理记录单
附件5 滴鼻药标签

【质控要点】

1. 滴鼻药时，药瓶口勿触及鼻孔，以免污染药液。
2. 保证体位正确。

【文件交付】

1. 医疗副院长
2. 医务处处长
3. 护理部主任
4. 临床科室主任（耳鼻喉科）
5. 科护士长（所有）
6. 护士长（所有护理单元）

鼻腔滴药技术评分标准

科室：　　　　　　　　　　　　　　　　　　姓名：

项目	总分	技术操作要求	权重				得分	备注
			A	B	C	D		
操作过程	90	洗手，戴口罩	3	2	1	0		
		核对医嘱	5	3	1	0		
		确认病人并解释	6	4	2	0		
		评估	8	6	3	0		

项目	总分	技术操作要求	权重				得分	备注
			A	B	C	D		
操作过程	90	准备并检查用物	6	4	2	0		
		再次核对药品	6	4	2	0		
		核对病人	6	4	2	0		
		清洁鼻腔	6	4	2	0		
		安置体位	8	6	3	0		
		滴鼻药	10	6	2	0		
		轻捏鼻翼	6	4	2	0		
		保持体位	6	4	2	0		
		清洁面部	4	3	2	0		
		安置病人	2	1	0	0		
		再次核对病人	2	1	0	0		
		观察并记录	4	3	2	0		
		整理用物	2	1	0	0		
评价	10	操作动作熟练	4	3	2	0		
		沟通有效	3	2	1	0		
		关心病人感受	3	2	1	0		
总分	100							

主考教师：　　　　　　　　　　　　　　考核日期：

160

三十一、鼻腔冲洗技术

nasal douching procedure

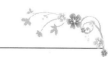

【目的与适用范围】

制定本规章与流程的目的是规范护士为病人进行鼻腔冲洗时应遵循的操作程序，以清洁鼻腔，湿润黏膜，促进炎症消退。

【规章】 无

【名词释义】 无

【流程】

（一）必需品

受水装置、移动输液架、治疗车、鼻腔冲洗桶、冲洗连接管、橄榄头、鼻腔冲洗液、启瓶器、纸巾、手电筒、速干手消毒剂、医疗垃圾桶、生活垃圾桶。

（二）操作

操作流程	要点与说明
1. 洗手，戴口罩	
2. 核对医嘱 两名护士共同持执行项目表（附件 1）与医嘱核对床号、姓名、鼻腔冲洗液名称、浓度、剂量、用法、时间，无误后在执行项目表（附件 1）上签字	• 确保执行的医嘱正确
3. 确认病人并解释 至病人床旁，请病人说出床号、姓名及过敏史，向病人解释操作目的	• 保证病人正确 • 取得病人配合
4. 评估 评估病情、合作程度及鼻腔情况，评估时一手挡住病人双眼，另一手持手电筒照射鼻腔，检查鼻腔情况	• 鼻腔有急性炎症及出血时不宜冲洗
5. 准备移动输液架至受水装置前	

续表

操作流程	要点与说明
6. 准备并检查用物 回治疗室，洗手，准备并检查用物 (1) 检查各种物品在有效期内，外包装完好，无潮湿、破损 (2) 检查并核对鼻腔冲洗液名称、浓度、剂量、用法、时间正确；检查在有效期之内；无变色、沉淀、混浊、絮状物；瓶口无松动，瓶体无裂痕、渗漏	• 确保药品正确
7. 核对病人 (1) 推车携物至病人床旁，请病人说出床号、姓名及过敏史，护士复述其床号、姓名及过敏史，核对腕带信息，无法正常沟通的病人，双人核对腕带信息 (2) 持 PDA 登录移动护理，查看鼻腔冲洗医嘱	• 保证病人正确
8. 准备药液 打开冲洗桶包装，关闭冲洗桶水止，将药液倒于冲洗桶内，连接橄榄头，悬挂冲洗桶于输液架上，排气（图31-1） 图 31-1 悬挂冲洗桶	
9. 安置体位 再次核对病人床号、姓名，协助病人取坐位于受水装置前，调节冲洗桶高度距病人头部约 50cm，嘱病人头前倾 30 度，张口呼吸	• 避免发生呛咳

操作流程	要点与说明
10. 冲洗鼻腔　协助病人将橄榄头置于病人堵塞较重的一侧前鼻孔，打开水止进行冲洗，使冲洗液注入一侧鼻腔由另一侧鼻腔和口腔流出，余 1/2 药液时将橄榄头换至病人对侧前鼻孔冲洗（图 31-2） 图 31-2　冲洗鼻腔	• 冲洗时勿与病人谈话，以免发生呛咳 • 避免冲洗力度过猛导致中耳感染
11. 观察鼻腔分泌物　冲洗过程中观察鼻腔内分泌物的颜色、性状及病人的反应	
12. 排出液体　冲洗完毕，嘱病人头向前倾，排出鼻腔内液体，可分别轻轻擤净两侧鼻腔内残余冲洗液	
13. 清洁面部　协助病人用纸巾清洁面部	
14. 安置病人　协助病人取舒适体位，将呼叫器放置于病人随手可及处，感谢病人配合	• 便于病人呼叫医护人员
15. 再次核对病人　卫生手消毒 （1）查看执行项目表（附件 1），再次核对床号、姓名、鼻腔冲洗液名称、浓度、剂量、用法、时间 （2）持 PDA 登录移动护理，确认执行鼻腔冲洗医嘱	
16. 观察并记录　观察病人冲洗后的反应，若有异常及时报告医师并予以处理，持 PDA 登录移动护理，在一般护理记录单（附件 2）上记录	
17. 整理用物　推车回处置室，整理用物，洗手	

【参考文件】

1. 席淑新. 眼耳鼻咽喉口腔科护理学. 第 3 版. 北京：人民卫生出版

社，2014.

2. 黄选兆. 实用耳鼻咽喉头颈外科学. 第2版. 北京：人民卫生出版社，2013.

【文件保留】 1年

【附件】

附件1 执行项目表
附件2 一般护理记录单

【质控要点】

1. 先冲洗鼻腔堵塞较重的一侧，再冲洗对侧，避免冲洗盐水因堵塞较重一侧鼻腔受阻而灌入咽鼓管。

2. 冲洗时勿与病人谈话，以免发生呛咳，避免冲洗力度过猛导致中耳感染。

【文件交付】

1. 医疗副院长
2. 医务处处长
3. 护理部主任
4. 临床科室主任（耳鼻喉科）
5. 科护士长（所有）
6. 护士长（所有护理单元）

鼻腔冲洗技术评分标准

科室： 姓名：

项目	总分	技术操作要求	权重				得分	备注
			A	B	C	D		
操作过程	90	洗手，戴口罩	3	2	1	0		
		核对医嘱	5	3	1	0		
		确认病人并解释	6	4	2	0		
		评估	8	6	3	0		
		准备移动输液架	2	1	0	0		
		准备并检查用物	6	4	2	0		

项目	总分	技术操作要求	权重				得分	备注
			A	B	C	D		
操作过程	90	核对病人	4	3	2	0		
		准备药液	8	6	3	0		
		安置体位	8	6	3	0		
		冲洗鼻腔	10	6	2	0		
		观察鼻腔分泌物	8	6	3	0		
		排出液体	8	6	3	0		
		清洁面部	4	3	2	0		
		安置病人	2	1	0	0		
		再次核对病人	2	1	0	0		
		观察并记录	4	3	2	0		
		整理用物	2	1	0	0		
评价	10	操作动作熟练、节力	4	3	2	0		
		沟通有效	3	2	1	0		
		关心病人感受	3	2	1	0		
总分	100							

主考教师：   考核日期：

三十二、 可调式鼻腔冲洗技术

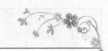

adjustable nasal douche technology

【目的与适用范围】

制定本规章与流程的目的是规范护士为病人进行可调式鼻腔冲洗时应遵循的操作程序，以清洁鼻腔，湿润黏膜，促进炎症消退。

【规章】 无

【名词释义】 无

【流程】
（一）必需品

受水装置、治疗车、可调式鼻腔冲洗器（内含冲洗液）、无菌棉球、75%乙醇溶液、纸巾、手电筒、速干手消毒剂、医疗垃圾桶、生活垃圾桶。

（二）操作

操作流程	要点与说明
1. 洗手，戴口罩	
2. 核对医嘱 两名护士共同持执行项目表（附件1）与医嘱核对床号、姓名、治疗项目，无误后在执行项目表（附件1）上签字	• 确保执行的医嘱正确
3. 确认病人并解释 至病人床旁，请病人说出床号、姓名及过敏史，向病人解释操作目的	• 保证病人正确 • 取得病人配合
4. 评估 评估病情、合作程度及鼻腔情况，评估时一手挡住病人双眼，另一手持手电筒照射鼻腔，检查鼻腔情况	• 鼻腔有急性炎症及出血时不宜冲洗
5. 准备并检查用物 回治疗室，洗手，准备并检查用物 （1）检查各种物品在有效期内，外包装完好，无潮湿、破损 （2）检查并核对药品在有效期之内；无变色、沉淀、混浊、絮状物；瓶口无松动，瓶体无裂痕、渗漏	• 确保药品正确

操作流程	要点与说明
（3）检查可调式鼻腔冲洗器在有效期内，包装完整，冲洗器内液体无变色、沉淀、混浊、絮状物	
6. 核对病人 （1）推车携物至病人床旁，请病人说出床号、姓名及过敏史，护士复述其床号、姓名及过敏史，核对腕带信息，无法正常沟通的病人，双人核对腕带信息 （2）持 PDA 登录移动护理，扫描病人腕带查看可调式鼻腔冲洗医嘱	• 核对腕带信息包括床号、姓名及过敏标识
7. 准备冲洗器 （1）拔出冲洗器上的盖塞，一手握住瓶体凹陷处，并用食指堵住上盖进气孔（图 32-1） 图 32-1　手持可调式鼻腔冲洗器 （2）另一手打开鼻塞端口盖，按鼻塞端口上箭头所示方向旋转，旋位置 1 或 2（1：较小出水量；2：较大出水量）	
8. 安置体位　再次核对病人床号、姓名，协助病人取坐位于受水装置前，头略偏斜并前倾 30°，嘱病人冲洗时张口呼吸	• 避免发生呛咳
9. 冲洗鼻腔 （1）协助病人将冲洗器的鼻塞端口严密堵住需冲洗的鼻孔，堵住进气孔，握住冲洗器瓶体的手同时挤压瓶体开始冲洗鼻腔（图 32-2）	

操作流程	要点与说明

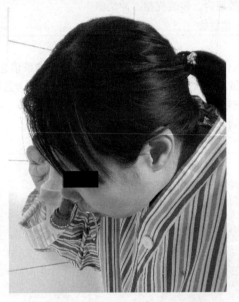

图 32-2　冲洗鼻腔

（2）待进入鼻腔的水流强度变弱，嘱病人将食指离开冲洗器上盖进气孔换气，握冲洗器瓶体的手放松，瓶体依靠弹性重新恢复原位，再重复步骤（1）进行清洗（图 32-3）

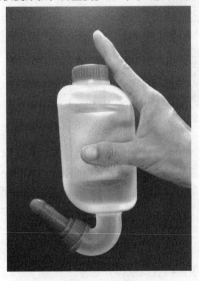

图 32-3　换气

续表

操作流程	要点与说明
（3）冲洗时嘱病人张口缓慢呼吸，勿说话，勿做吞咽动作，待冲洗器内液体剩余一半时，更换冲洗另一侧	•以免发生呛咳及导致中耳感染
10. 观察鼻腔分泌物　冲洗过程中观察鼻腔内分泌物的颜色、性状及病人的反应	
11. 清洁面部　冲洗完毕，协助病人用纸巾清洁面部	
12. 处理鼻腔冲洗器　冲洗器鼻塞端口用蘸有 75% 乙醇溶液的棉球擦拭，打开冲洗盖，倒置晾干，盖好上盖、进气孔盖及鼻塞端口盖，交给病人保存	
13. 安置病人　协助病人取舒适体位，将呼叫器放置于病人随手可及处，感谢病人配合	•便于病人呼叫医护人员
14. 再次核对病人　卫生手消毒 （1）查看执行项目表（附件1），再次核对床号、姓名、鼻腔冲洗液名称、浓度、剂量、用法、时间 （2）持 PDA 登录移动护理，确认执行可调式鼻腔冲洗医嘱	
15. 观察并记录　观察病人冲洗后的反应，若有异常及时报告医师并予以处理，持 PDA 登录移动护理，在一般护理记录单（附件2）上记录	
16. 整理用物　推车回处置室，整理用物，洗手	

【参考文件】

1. 席淑新. 眼耳鼻咽喉口腔科护理学. 第 3 版. 北京：人民卫生出版社，2014.

2. 黄选兆. 实用耳鼻咽喉头颈外科学. 第 2 版. 北京：人民卫生出版社，2013.

【文件保留】　1 年

【附件】

附件1　执行项目表
附件2　一般护理记录单

【质控要点】

1. 冲洗时嘱病人勿做吞咽动作以及用力擤鼻，以免导致中耳感染。
2. 冲洗时嘱病人勿讲话，以免发生呛咳。

【文件交付】

1. 医疗副院长
2. 护理部主任
3. 临床科室主任（耳鼻喉科）
4. 科护士长（所有）
5. 护士长（所有护理单元）

可调式鼻腔冲洗技术评分标准

科室：   姓名：

项目	总分	技术操作要求	权重				得分	备注
			A	B	C	D		
操作过程	90	洗手，戴口罩	3	2	1	0		
		核对医嘱	5	3	1	0		
		确认病人并解释	6	4	2	0		
		评估	8	6	3	0		
		准备并检查用物	6	4	2	0		
		核对病人	6	4	2	0		
		准备冲洗器	8	6	3	0		
		安置体位	8	6	3	0		
		冲洗鼻腔	10	6	2	0		
		观察鼻腔分泌物	8	6	3	0		
		清洁面部	4	3	2	0		
		处理鼻腔冲洗器	8	6	3	0		
		安置病人	2	1	0	0		
		再次核对病人	2	1	0	0		
		观察并记录	4	3	2	0		
		整理用物	2	1	0	0		

项目	总分	技术操作要求	权重				得分	备注
			A	B	C	D		
评价	10	操作动作熟练、节力	4	3	2	0		
		沟通有效	3	2	1	0		
		关心病人感受	3	2	1	0		
总分	100							

主考教师：   考核日期：

三十三、 剪鼻毛技术

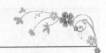

vibrissa cutting procedure

【目的与适用范围】

制定本规章与流程的目的是规范护士为病人剪鼻毛时应遵循的操作程序，以保证术野清洁，预防术后感染。

【规章】 无

【名词释义】 无

【流程】

（一）必需品

耳鼻喉科综合治疗台、额镜、眼科弯剪、无菌棉签、抗生素软膏、灭菌注射用水、小药杯、手电筒、启瓶器、速干手消毒剂、医疗垃圾桶、生活垃圾桶。

（二）操作

操作流程	要点与说明
1. 洗手，戴口罩	
2. 核对医嘱　两名护士共同持执行项目表（附件1）与医嘱核对床号、姓名、手术部位，无误后在执行项目表（附件1）上签字	• 确保执行的医嘱正确
3. 确认病人并解释　至病人床旁，核对床号、姓名及过敏史，向病人解释操作目的	• 保证病人正确 • 取得病人配合
4. 评估　评估病人病情、合作程度及鼻腔情况 （1）评估时一手挡住病人双眼，另一手持手电筒照射鼻腔，检查鼻腔，若有出血情况及时通知医生给予处理，暂不予剪鼻毛	

操作流程	要点与说明
（2）告知病人剪鼻毛时会出现轻微异物感、刺痒、打喷嚏，属于正常现象 （3）告知病人自觉不适及时举手示意	• 减轻病人心理负担
5. 准备并检查用物　回治疗室，洗手，准备并检查用物 （1）检查各种物品在有效期内，外包装完整，无潮湿、破损 （2）检查并核对药品在有效期之内；无变色、沉淀、混浊、絮状物；瓶口无松动，瓶体无裂痕、渗漏 （3）将灭菌注射用水倒入小药杯	• 确保药品正确
6. 核对病人 （1）至病人床旁，请病人说出床号、姓名、手术部位及过敏史，护士复述其床号、姓名、手术部位及过敏史，核对腕带信息，无法正常沟通的病人，双人核对腕带信息 （2）协助病人至处置室 （3）持 PDA 登录移动护理，查看备皮医嘱	• 核对腕带信息包括床号、姓名及过敏标识
7. 安置体位　协助病人坐于诊椅，头稍后仰	
8. 清洁鼻腔 （1）协助病人擤出鼻腔分泌物 （2）取棉签蘸小药杯内的灭菌注射用水清洁鼻腔，将棉签弃于医疗垃圾桶内	• 清洁鼻腔分泌物，以免影响剪鼻毛效果
9. 准备并检查剪刀 （1）持 PDA 进入供应室系统，扫描眼科弯剪包条码，再扫描病人腕带进行使用登记 （2）打开眼科弯剪包，检查剪缘锐利无损坏 （3）将抗生素软膏用棉签均匀涂在眼科弯剪剪刀两叶，棉签弃于医疗垃圾桶	• 确认无菌包使用 • 使剪下的鼻毛黏附于眼科弯剪上
10. 戴额镜 （1）将额镜戴于头部，调整额镜及综合治疗台的光源 （2）将额镜的反光焦点投照于操作部位	
11. 剪鼻毛 （1）一手持眼科弯剪剪刀，另一手食指轻推病人鼻尖，其他手指固定于额面部 （2）剪刀弯头朝向鼻腔，剪缘贴住鼻毛根部，轻轻将鼻前庭四周鼻毛剪下（图 33-1）	• 保证操作准确，避免伤及鼻黏膜

操作流程	要点与说明
图33-1 剪鼻毛	
12. 清除鼻毛　用蘸有抗生素软膏的棉签清除落在鼻前庭的鼻毛，擦净鼻前庭皮肤，检查鼻毛有无残留，将棉签弃于医疗垃圾桶内	• 防止鼻毛碎屑吸入鼻腔
13. 安置病人　协助病人返回病室，将呼叫器放置于病人随手可及处，感谢病人配合	
14. 再次核对病人　卫生手消毒 （1）查看执行项目表（附件1），再次核对病人床号、姓名，手术部位 （2）持 PDA 登录移动护理，确认执行备皮医嘱，在一般护理记录单（附件2）上记录剪鼻毛时间	
15. 整理用物　回处置室，整理用物，洗手	

【参考文件】

席淑新. 眼耳鼻咽喉口腔科护理学. 第 3 版. 北京：人民卫生出版社，2014.

【文件保留】　1 年

【附件】

附件 1　执行项目表

附件 2　一般护理记录单

【质控要点】

1. 剪鼻毛时动作要轻，勿伤及鼻黏膜引起出血。
2. 操作时聚焦光点始终集中在操作部位。
3. 剪鼻毛后要为病人擦净鼻前庭皮肤，防止鼻毛碎屑吸入鼻腔。

【文件交付】

1. 医疗副院长
2. 护理部主任
3. 临床科室主任（耳鼻喉科）
4. 科护士长（所有）
5. 护士长（所有护理单元）

剪鼻毛技术评分标准

科室：　　　　　　　　　　　　　　　　　　　　　　　　　姓名：

项目	总分	技术操作要求	权重				得分	备注
			A	B	C	D		
操作过程	90	洗手，戴口罩	3	2	1	0		
		核对医嘱	5	3	1	0		
		确认病人并解释	6	4	2	0		
		评估	8	6	3	0		
		准备并检查用物	6	4	2	0		
		核对病人	6	4	2	0		
		安置体位	4	3	2	0		
		清洁鼻腔	8	6	3	0		
		准备并检查剪刀	8	6	3	0		
		戴额镜	8	6	3	0		
		剪鼻毛	12	8	4	0		
		清除鼻毛	6	4	2	0		
		安置病人	4	3	2	0		
		再次核对病人	4	3	2	0		
		整理用物	2	1	0	0		

续表

项目	总分	技术操作要求	权重				得分	备注
			A	B	C	D		
评价	10	操作动作熟练、节力	4	3	2	0		
		沟通有效	3	2	1	0		
		关心病人感受	3	2	1	0		
总分	100							

主考教师： 考核日期：

三十四、鼻窦阴压置换技术

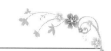

sinus replacement technology

【目的与适用范围】

制定本规章与流程的目的是规范护士为病人进行鼻窦阴压置换时应遵循的操作程序，以吸出鼻腔及鼻窦内分泌物，通过形成窦腔负压，使药液进入窦腔，以达到治疗目的。

【规章】 无

【名词释义】 无

【流程】

（一）必需品

负压吸引器、吸引器连接管、橄榄式接头、无菌纱布、鼻腔收缩液、阴压液、面巾纸、速干手消毒剂、医疗垃圾桶、生活垃圾桶。

（二）操作

操作流程	要点与说明
1. 洗手，戴口罩	
2. 核对病人 请病人说出姓名、治疗项目及过敏史，护士复述其姓名、治疗项目及过敏史，两名护士共同持病人就诊卡和治疗单，核对病人姓名、性别、年龄、就诊卡号、治疗项目及治疗部位	• 保证病人正确 • 确保执行的治疗正确
3. 评估病人并解释 评估病人病情及合作程度，向病人解释操作目的和方法，协助病人坐于诊椅等候	• 取得病人配合 • 减轻病人心理负担
4. 准备并检查用物 洗手，准备并检查用物 （1）检查各种物品在有效期内，外包装完整，无潮湿、破损 （2）检查并核对药液在有效期之内；无变色、沉淀、混浊、絮状物；瓶口无松动，瓶体无裂痕、渗漏	• 确保药品正确

续表

操作流程	要点与说明
5. 清洁鼻腔 协助病人擤尽鼻腔分泌物	• 以免影响治疗效果
6. 安置体位 再次核对病人姓名，协助病人取仰卧位，肩下垫枕头或头悬于床头，颈伸直，头后仰，颏尖朝上，使头部与身体成直角，头低肩高	
7. 收缩鼻腔 （1）卫生手消毒 （2）向病人两侧鼻腔各滴入鼻腔收缩液 4~5 滴，用纱布按压鼻翼使之分布均匀，保持头位不动 1~2 分钟	• 利于窦口打开
8. 滴阴压液 嘱病人张口呼吸，每侧鼻腔均滴入 2~3ml 阴压液	
9. 调节负压 连接负压吸引管，检查吸引器密闭性，开启并调节负压至 24kPa（180mmHg）	• 保证负压正确
10. 阴压置换 （1）将橄榄头与吸引器连接后紧塞病人一侧鼻孔，用手指按住另一侧鼻翼使该侧鼻孔关闭，嘱病人连续发"开、开、开…"声音，负压吸引 1~2 秒（图 34-1） 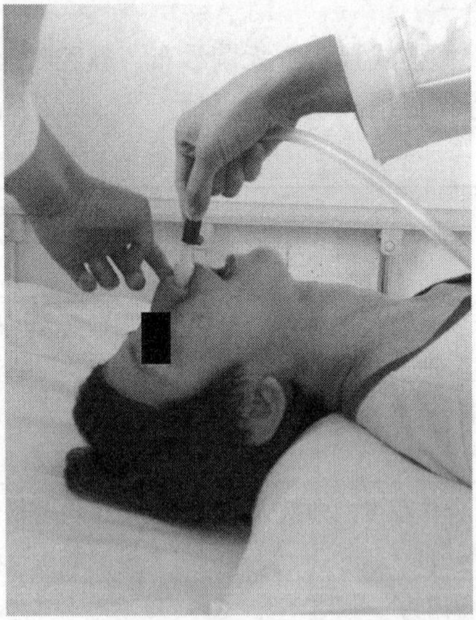	• 吸出鼻腔及窦腔内分泌物

图 34-1 鼻窦阴压置换

操作流程	要点与说明
（2）移开治疗侧橄榄头，松开另一侧手指，"开"音中断，持续1~2秒	• 使阴压液进入鼻窦
（3）重复（1）（2），共施行1分钟后停止治疗，吸引过程中负压不可过大，抽吸时间不可过长	• 以免损伤鼻腔黏膜或引起真空性头痛
（4）一侧吸净后，同法吸另一侧鼻腔，注意变换橄榄头位置，如分泌物过多，可用清水吸引橄榄头	• 避免总是接触某一部位，引起出血
11. 观察并询问　吸引过程中注意询问病人有无头痛、耳痛，观察有无鼻出血，若出现应立即停止吸引，给予相应处理	
12. 擦净面部　吸引完毕，用无菌纱布擦净鼻孔流出的药液	
13. 安置病人　询问病人有无不适，平卧休息3~5分钟扶病人坐起，感谢病人配合	
14. 再次核对病人　卫生手消毒，查看治疗单，再次核对病人的姓名、就诊卡号、治疗项目及治疗部位	
15. 整理用物　整理用物，洗手	
16. 观察并记录　观察病人治疗后的反应，若有异常及时报告医师处理并记录	

【参考文件】

席淑新. 眼耳鼻咽喉口腔科护理学. 第3版. 北京：人民卫生出版社，2014.

【文件保留】　1年

【附件】　无

【质控要点】

1. 操作前检查负压吸引的密闭性。

2. 负压不可过大，抽吸时间不可过长，以免损伤鼻腔黏膜或引起真空性头痛。

3. 吸引过程中，应注意变换橄榄头位置，避免总是接触某一部位，引起出血。

【文件交付】

1. 医疗副院长
2. 医务处处长
3. 护理部主任
4. 临床科室主任（耳鼻喉科）
5. 科护士长（所有）
6. 护士长（所有护理单元）

鼻窦阴压置换技术评分标准

科室：　　　　　　　　　　　　　　　　　　　　　　　　姓名：

项目	总分	技术操作要求	权重				得分	备注
			A	B	C	D		
操作过程	90	洗手，戴口罩	4	3	2	0		
		核对病人	8	6	3	0		
		评估病人并解释	8	6	3	0		
		准备并检查用物	6	4	2	0		
		清洁鼻腔	4	3	2	0		
		安置体位	6	4	2	0		
		收缩鼻腔	8	6	3	0		
		滴阴压液	6	4	2	0		
		调节负压	8	6	3	0		
		阴压置换	12	8	4	0		
		观察并询问	6	4	2	0		
		擦净面部	4	3	2	0		
		安置病人	2	1	0	0		
		再次核对病人	2	1	0	0		
		整理用物	2	1	0	0		
		观察并记录	4	3	2	0		

续表

项目	总分	技术操作要求	权重				得分	备注
			A	B	C	D		
评价	10	操作动作熟练、节力	4	3	2	0		
		沟通有效	3	2	1	0		
		关心病人感受	3	2	1	0		
总分	100							

主考教师：　　　　　　　　　　　　　　　考核日期：

三十五、 下鼻甲黏膜硬化技术

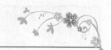

inferior turbinate injection of sclerosing agent

【目的与适用范围】

制定本规章与流程的目的是规范护士为病人进行下鼻甲黏膜硬化时应遵循的操作程序,以保证给药正确。

【规章】 无

【名词释义】 无

【流程】

(一)必需品

耳鼻喉科综合治疗台、额镜、无菌包(弯盘、前鼻镜、枪状镊、穿刺针)、无菌棉片、无菌棉球、一次性 10ml 注射器、无菌注射盒、硬化剂、局麻药溶液、速干手消毒剂、医疗垃圾桶、生活垃圾桶。

(二)操作

操作流程	要点与说明
1. 洗手,戴口罩	
2. 核对病人 请病人说出姓名、治疗项目及过敏史,护士复述其姓名、治疗项目及过敏史,两名护士共同持病人就诊卡和治疗单,核对病人姓名、性别、年龄、就诊卡号、治疗项目及治疗部位、药名、浓度、剂量、方法、时间	• 保证病人正确 • 确保执行的治疗正确
3. 评估病人并解释 评估病人病情、合作程度及鼻腔情况,向病人解释操作目的和方法,协助病人坐于诊椅等候	• 取得病人配合 • 减轻病人心理负担
4. 准备并检查用物 洗手,准备并检查用物 (1)检查各种物品在有效期内,外包装完整,无潮湿、破损	

操作流程	要点与说明
（2）检查并核对药液在有效期之内；无变色、沉淀、混浊、絮状物；瓶口无松动，瓶体无裂痕、渗漏	• 确保药品正确
（3）检查额镜完好，综合治疗台的光源充足	• 确认额镜及综合治疗台光源正常使用
5. 遵医嘱配药 常用下鼻甲注射硬化剂有：80%甘油、5%石炭酸甘油、5%鱼肝油酸钠和50%葡萄糖	
6. 再次核对药品 请另一名护士将空安瓿或空药瓶与病历核对，确认无误后将抽吸好药液的注射器放入无菌注射盒内并注明开启时间	
7. 安置体位 再次核对病人姓名，协助病人正坐于诊椅上，枕部距椅背约20cm，臀部靠近椅背，腰挺直	
8. 戴额镜 （1）将额镜戴于头部，调整额镜及综合治疗台的光源 （2）将额镜的反光焦点投照于病人穿刺侧鼻腔	
9. 麻醉下鼻甲 （1）打开无菌包，将无菌棉片放入弯盘中，倒入局麻药溶液浸湿棉片	• 以不滴水为宜
（2）一手用前鼻镜撑开病人穿刺侧鼻腔，另一手取蘸有局麻药溶液的棉片置入注射侧鼻腔，15分钟后取出	• 注意观察病人有无过敏反应
10. 检查穿刺针 检查穿刺针无钩无弯曲，打开无菌注射盒，将穿刺针头与已抽好药液的一次性注射器连接，固定针栓，活动注射器活塞并排尽针筒内空气	
11. 穿刺下鼻甲 （1）调整额镜及综合治疗台的光源，保持额镜的反光焦点投照于病人注射侧鼻腔 （2）嘱病人头稍后仰，将前鼻镜两叶合拢，与鼻腔底平行伸入鼻前庭并将鼻镜的两叶轻轻上下张开，抬起鼻翼，扩大前鼻孔（图35-1） （3）持注射器从下鼻甲前端游离缘刺入黏膜下，并继续向后刺入，直达下鼻甲后端，但不可刺破黏膜（图35-2）	• 前鼻镜勿超过鼻阈

操作流程	要点与说明
图 35-1 前鼻镜使用 图 35-2 下鼻甲注射示意图	
12. 推药 缓慢注射药液，边推药边退针，直至针头退出为止	
13. 止血 退出针头后立即持枪状镊夹无菌棉球压迫针眼至不出血	
14. 检查鼻腔 检查鼻腔无异常，取出前鼻镜	

续表

操作流程	要点与说明
15. 安置病人　询问病人有无不适，感谢病人配合，告知病人自觉不适及时告知护士	
16. 再次核对病人　卫生手消毒，查看治疗单；再次核对病人的姓名、就诊卡号、治疗项目及治疗部位	
17. 整理用物　整理用物，洗手	
18. 观察并记录　观察病人注射后的反应，若有异常及时报告医师予以处理并记录	

【参考文件】

1. 程红缨. 眼耳鼻咽喉和口腔护理技术. 第 2 版. 北京：人民卫生出版社，2013.

2. 黄选兆. 实用耳鼻咽喉头颈外科学. 第 2 版. 北京：人民卫生出版社，2013.

【文件保留】　1 年

【附件】　无

【质控要点】

1. 下鼻甲穿刺时不可刺破鼻甲后端黏膜。

2. 缓慢注射药液，边推药边退针，直至针头退出为止。

【文件交付】

1. 医疗副院长

2. 医务处处长

3. 护理部主任

4. 临床科室主任（耳鼻喉科）

5. 科护士长（所有）

6. 护士长（所有护理单元）

下鼻甲黏膜硬化技术评分标准

科室：   姓名：

项目	总分	技术操作要求	权重				得分	备注
			A	B	C	D		
操作过程	90	洗手，戴口罩	4	3	2	0		
		核对病人	8	6	3	0		
		评估病人并解释	8	6	3	0		
		准备并检查用物	4	3	2	0		
		遵医嘱配药	6	4	2	0		
		再次核对药品	4	3	2	0		
		安置体位	4	3	2	0		
		戴额镜	8	6	3	0		
		麻醉下鼻甲	8	6	3	0		
		检查穿刺针	4	3	2	0		
		穿刺下鼻甲	8	6	3	0		
		推药	6	4	2	0		
		止血	4	3	2	0		
		检查鼻腔	4	3	2	0		
		安置病人	2	1	0	0		
		再次核对病人	2	1	0	0		
		整理用物	2	1	0	0		
		观察并记录	4	3	2	0		
评价	10	操作动作熟练、节力	4	3	2	0		
		沟通有效	3	2	1	0		
		关心病人感受	3	2	1	0		
总分	100							

主考教师：   考核日期：

三十六、 迎香穴封闭技术

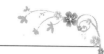

yingxiang acupoint blocking technique

【目的与适用范围】

制定本规章与流程的目的是规范护士为病人进行迎香穴封闭时应遵循的操作程序，以保证给药正确。

【规章】

1. 护士发现医嘱违反法律、法规、规章或者诊疗技术规范规定的，应当及时向开具医嘱的医师提出；必要时，应当向该医师所在科室的负责人或者医疗卫生机构负责医疗服务管理的人员报告。

2. 给药时应做到双人核对及"三查七对一注意"：三查是操作前、操作中、操作后查对；七对是指查对床号、姓名、药名、浓度、剂量、用法、时间；一注意是注意用药后反应。

【名词释义】 无

【流程】

（一）必需品

治疗盘、无菌注射盒、一次性 1ml 注射器、无菌棉签、安尔碘皮肤消毒剂、速干手消毒剂、医疗垃圾桶、生活垃圾桶、利器盒。

（二）操作

操作流程	要点与说明
1. 洗手，戴口罩	
2. 核对病人 请病人说出姓名、治疗项目及过敏史，护士复述其姓名、治疗项目及过敏史，两名护士共同持病人就诊卡和治疗单，核对病人姓名、性别、年龄、就诊卡号、治疗项目及治疗部位、药名、浓度、剂量、方法、时间	• 保证病人正确 • 确保执行的治疗正确

操作流程	要点与说明
3. 评估病人并解释　评估病人病情、合作程度及迎香穴局部皮肤情况，向病人解释操作目的和方法，协助病人坐于诊椅等候	• 取得病人配合 • 减轻病人心理负担
4. 遵医嘱配药　洗手，准备并检查用物 （1）检查各种物品在有效期内，外包装完整，无潮湿、破损 （2）检查并核对药液在有效期之内；无变色、沉淀、混浊、絮状物；瓶口无松动，瓶体无裂痕、渗漏 （3）遵医嘱配药	
5. 再次核对药品　请另一名护士将空安瓿或空药瓶与治疗单核对，确认无误后将抽吸好药液的注射器放入无菌注射盒内并注明开启时间	• 确保配药正确
6. 选择注射部位　协助病人取坐位，定位迎香穴（鼻翼外缘中点旁开 0.5 寸鼻唇沟中），选取注射部位时注意避开瘢痕、炎症、硬结处（图 36-1） 图 36-1　注射部位	• 病人食指第 1、2 指关节的宽度作为 1 寸
7. 消毒皮肤　卫生手消毒，用安尔碘棉签消毒皮肤（以注射点为中心，由内向外螺旋式消毒，直径约 5cm），待干	

续表

操作流程	要点与说明
8. 再次消毒皮肤 安尔碘棉签再次消毒皮肤（范围不超过第一遍），待干	• 再次消毒的范围应小于第一次
9. 排气 从无菌盒中取出注射器，取下小瓶/安瓿弃于利器盒内，排气	
10. 进针 一手夹无菌棉签，拇指及食指固定注射部位，另一手持注射器直刺或向内斜刺 1~1.5cm，将针缓慢推进，并提插和旋转针头。询问病人酸、麻、胀等感觉	• 勿将针梗全部刺入，防止从根部折断
11. 推药 一手固定针头，另一手抽动活塞，如无回血，推动活塞缓慢注射所需剂量的药液，若有回血，更换针头并重新选择部位注射	
12. 拔针 注药完毕，干棉签置于穿刺点旁，快速拔针，用棉签轻压穿刺点直至不出血，将棉签弃于医疗垃圾桶内，将针头弃于利器盒，注射器弃于医疗垃圾桶	
13. 同法注射另一侧迎香穴	
14. 安置病人 询问病人有无不适，感谢病人配合，告知病人自觉不适及时告知护士	
15. 再次核对病人 卫生手消毒，查看治疗单，再次核对病人的姓名、就诊卡号、治疗项目及治疗部位	
16. 整理用物 整理用物，洗手	
17. 观察并记录 观察病人注射后的反应，若有异常及时报告医师予以处理并记录	

【参考文件】

1. 黄选兆. 实用耳鼻咽喉头颈外科学. 第 2 版. 北京：人民卫生出版社，2013.

2. 临床护理实践指南. 中华人民共和国卫生部. 2011.

3. 护士条例. 中华人民共和国国务院. 2008.

【文件保留】 1 年

【附件】 无

【质控要点】

1. 迎香穴定位要准确。
2. 病人所刺部位出现酸、麻、胀等感觉时，回抽无回血，方可推注药液。

【文件交付】

1. 医疗副院长
2. 医务处处长
3. 护理部主任
4. 临床科室主任（耳鼻喉科）
5. 科护士长（所有）
6. 护士长（所有护理单元）

迎香穴注射技术评分标准

科室： 　　　　　　　　　　　　　　　　　　　　　　姓名：

项目	总分	技术操作要求	权重				得分	备注
			A	B	C	D		
操作过程	90	洗手，戴口罩	4	3	2	0		
		核对病人	8	6	3	0		
		评估病人并解释	8	6	3	0		
		遵医嘱配药	8	6	3	0		
		再次核对药品	6	4	2	0		
		选择注射部位	8	6	3	0		
		消毒皮肤	5	3	1	0		
		再次消毒皮肤	5	3	1	0		
		排气	4	3	2	0		
		进针	8	6	3	0		
		推药	8	6	3	0		
		拔针	8	6	3	0		
		安置病人	2	1	0	0		
		再次核对病人	2	1	0	0		
		整理用物	2	1	0	0		
		观察并记录	4	3	2	0		

续表

项目	总分	技术操作要求	权重				得分	备注
			A	B	C	D		
评价	10	操作动作熟练、节力	4	3	2	0		
		沟通有效	3	2	1	0		
		关心病人感受	3	2	1	0		
总分	100							

主考教师：   考核日期：

三十七、 上颌窦穿刺冲洗技术

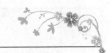

inferior meatus maxillary sinus puncture technique

【目的与适用范围】

制定本规章与流程的目的是规范护士为病人进行上颌窦穿刺冲洗时应遵循的操作程序，以清洁上颌窦，促进炎症的消退。

【规章】 无

【名词释义】 无

【流程】
（一）必需品

耳鼻喉科综合治疗台、额镜、无菌包（前鼻镜、卷棉子、上颌窦穿刺针、止血钳）、无菌纱布、一次性20ml注射器、0.9%氯化钠注射液、局麻药溶液、治疗碗、弯盘、启瓶器、速干手消毒液、医疗垃圾桶、生活垃圾桶。

（二）操作

操作流程	要点与说明
1. 洗手，戴口罩	
2. 核对医嘱 两名护士共同持执行项目表（附件1）与医嘱核对床号、姓名、执行项目、穿刺侧别，无误后在执行项目表（附件1）上签字	• 确保执行的医嘱正确
3. 确认病人并解释 至病人床旁，请病人说出床号、姓名及过敏史，向病人解释操作目的	• 保证病人正确 • 取得病人配合
4. 评估 评估病人病情、合作程度及鼻腔情况	• 了解病人有无上颌窦穿刺冲洗禁忌证
5. 准备并检查用物 回治疗室，洗手，准备并检查用物 （1）检查各种物品在有效期内，外包装完好，无潮湿、破损，无菌包灭菌指示胶带变色	

续表

操作流程	要点与说明
（2）检查并核对药液在有效期之内；无变色、沉淀、混浊、絮状物；瓶口无松动，瓶体无裂痕、渗漏	• 确保药品正确
（3）检查额镜完好，综合治疗台的光源充足	• 确认额镜及综合治疗台光源正常使用
6. 核对病人 （1）至病人床旁，请病人说出床号、姓名及过敏史，护士复述其床号、姓名及过敏史，核对腕带信息，无法正常沟通的病人，双人核对腕带信息 （2）协助病人至处置室 （3）持 PDA 登录移动护理，扫描病人腕带查看上颌窦穿刺冲洗医嘱	• 核对腕带信息包括床号、姓名及过敏标识
7. 安置体位　协助病人正坐于诊椅上，枕部距椅背约 20cm，臀部靠近椅背，腰挺直	
8. 麻醉下鼻道 （1）卫生手消毒，持 PDA 进入供应室系统，扫描无菌包条码，扫描病人腕带进行使用登记，将 0.9% 氯化钠注射液倒入治疗碗备用	• 确认无菌包使用
（2）将额镜戴于头部，调整额镜及综合治疗台的光源，将额镜的反光焦点投照于病人穿刺侧鼻腔	
（3）打开无菌包备用，再次核对病人床号、姓名，一手用前鼻镜撑开病人穿刺侧鼻腔，另一手取蘸有局麻药溶液的卷棉子置于病人下鼻道前段顶部，5 分钟后取出	• 注意观察病人有无过敏反应
9. 穿刺上颌窦 （1）取下卷棉子，将上颌窦穿刺针对准所穿刺侧下鼻道外侧壁，接近下鼻甲附着部，距下甲前端约 1～1.5cm 处，针尖斜面注意朝向同侧耳廓上缘	• 该处骨质最薄，易于穿透
（2）一手固定病人头部，另一手拇指、食指和中指持针，掌心顶住针的尾端，以 45° 角朝眼外眦方向旋转刺入	• 部位准确，防止穿入面颊软组织或眼眶内
（3）刺入后稍加用力钻动即可穿过骨壁进入上颌窦内，有"落空感"	• 保持持针稳定，用力适中
10. 冲洗上颌窦 （1）拔出上颌窦穿刺针针芯，将注射器与穿刺针进行连接	

操作流程	要点与说明
(2) 协助病人取头低位，偏向健侧，嘱病人手托弯盘放于下颌处 (3) 回抽针栓检查有无空气或脓液 (4) 抽吸 0.9%氯化钠注射液注入窦腔内，观察有无脓液自鼻腔流出，反复冲洗至脓液消失（图 37-1） 图 37-1　上颌窦穿刺针位置及冲洗示意图 (5) 冲洗完毕，按逆进针方向退出穿刺针	• 确保穿刺针已刺入上颌窦内
11. 放置棉球　将棉球放入穿刺侧前鼻孔	
12. 清洁面部　取纱布清洁病人面部	
13. 安置病人　协助病人返回病室，将呼叫器放置于病人随手可及处，感谢病人配合	
14. 再次核对病人 卫生手消毒 (1) 查看执行项目表（附件 1），再次核对病人床号、姓名、执行项目、穿刺侧别 (2) 持 PDA 登录移动护理，确认执行上颌窦穿刺冲洗医嘱	
15. 观察并记录 (1) 整个穿刺过程中，始终要密切观察病人的眼球及面颊部，询问病人有无头晕、头痛、胸闷、恶心、心悸等，如有异常立即停止操作，拔出穿刺针，让病人平卧，报告医师给予相应处理并记录 (2) 在一般护理记录单（附件 2）上记录上颌窦穿刺冲洗的时间，脓液冲出的性质、量及冲洗结果	
16. 整理用物　回处置室，整理用物，洗手	

【参考文件】

黄选兆. 实用耳鼻喉科学. 第 2 版. 北京：人民卫生出版社，2013.

【文件保留】　1 年

【附件】

附件 1　执行项目表
附件 2　一般护理记录单

【质控要点】

1. 进行冲洗前必须回抽有无空气或脓液。
2. 上颌窦穿刺时注意选择部位准确，保持持针稳定，用力适中。

【文件交付】

1. 医疗副院长
2. 护理部主任
3. 临床科室主任（耳鼻喉科）
4. 科护士长（所有）
5. 护士长（所有护理单元）

上颌窦穿刺冲洗技术评分标准

科室：　　　　　　　　　　　　　　　　　　　　　　　　　　　　姓名：

项目	总分	技术操作要求	权重				得分	备注
			A	B	C	D		
操作过程	90	洗手，戴口罩	3	2	1	0		
		核对医嘱	5	3	1	0		
		确认病人并解释	6	4	2	0		
		评估	8	6	3	0		
		准备并检查用物	6	4	2	0		
		核对病人	4	3	2	0		
		安置体位	4	3	2	0		
		麻醉下鼻道	12	8	4	0		

项目	总分	技术操作要求	权重				得分	备注
			A	B	C	D		
操作过程	90	穿刺上颌窦	12	8	4	0		
		冲洗上颌窦	12	8	4	0		
		放置棉球	4	3	2	0		
		清洁面部	2	1	0	0		
		安置病人	2	1	0	0		
		再次核对病人	4	3	2	0		
		观察并记录	4	3	2	0		
		整理用物	2	1	0	0		
评价	10	操作动作熟练、节力	4	3	2	0		
		沟通有效	3	2	1	0		
		关心病人感受	3	2	1	0		
总分	100							

主考教师：　　　　　　　　　　　　　　　考核日期：

三十八、扁桃体周围脓肿穿刺技术

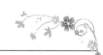

puncture of peritonsillar abscess technique

【目的与适用范围】

制定本规章与流程的目的是规范护士为病人进行扁桃体周围脓肿穿刺时应遵循的操作程序，以排出脓液，减轻炎症，促进炎症消退。

【规章】 无

【名词释义】 无

【流程】

（一）必需品

耳鼻喉科综合治疗台、额镜、无菌包（扁桃体穿刺针头、扩张钳、纱布）、无菌棉签、一次性 10ml 注射器、一次性压舌板、速干手消毒剂、医疗垃圾桶、生活垃圾桶。

（二）操作

操作流程	要点与说明
1. 洗手，戴口罩	
2. 核对病人　请病人说出姓名、治疗项目及过敏史，护士复述其姓名、治疗项目及过敏史，两名护士共同持病人就诊卡和治疗单，核对病人姓名、性别、年龄、就诊卡号、治疗项目及治疗部位	• 保证病人正确 • 确保执行的治疗正确
3. 评估病人并解释　评估病人病情、合作程度及扁桃体周围脓肿情况，向病人解释操作目的和方法，告知病人进行穿刺时需进行张口配合并会出现轻微疼痛，协助病人坐于诊椅等候	• 取得病人配合 • 减轻病人心理负担

操作流程	要点与说明
4. 准备并检查用物　洗手，准备并检查用物 (1) 检查各种物品在有效期内，外包装完好，无潮湿、破损，无菌包灭菌指示胶带变色 (2) 检查额镜完好，综合治疗台的光源充足	• 确认额镜及综合治疗台光源正常使用
5. 安置体位　再次核对病人，协助病人坐于诊椅上，面向护士	
6. 戴额镜　将额镜戴于头部，调整额镜及综合治疗台的光源	
7. 暴露咽部 (1) 嘱病人张口伸舌，发"啊--"音，额镜的反光焦点投照于病人悬雍垂处 (2) 持压舌板将病人舌前2/3部位压低，充分暴露咽部	• 不可压舌根部，以免引起恶心呕吐
8. 喷药　打开耳鼻喉科综合治疗台开关，嘱病人保持张口状态，持局麻药液喷枪向咽部喷药，嘱病人含药3~4分钟后吐出，同法重复一次	
9. 检查穿刺针头　卫生手消毒，打开无菌包，检查穿刺针头无钩无弯曲	• 避免误伤病人
10. 连接注射器　将扁桃体穿刺针头与一次性注射器连接，固定针栓，活动注射器活塞并排尽针筒内空气	
11. 穿刺抽脓 (1) 调整额镜及综合治疗台的光源，保持额镜的反光焦点投照于病人悬雍垂处 (2) 嘱病人保持张口，将连接好注射器的扁桃体穿刺针头沿脓肿最隆起处的软化点做穿刺抽脓，针刺入脓腔，即有脓液流出	• 不可刺入太深，以免误伤咽旁隙内大血管
12. 切开排脓 (1) 对前上型者（脓肿位于扁桃体上极与舌腭弓之间），在穿刺获脓处，做一个弧形小切口切开黏膜，用长弯血管钳插入切口，沿扁桃体被膜外方进行分离直达脓腔，充分排脓（图38-1） (2) 后上型者（脓肿位于扁桃体及咽腭弓之间），抽脓后，在咽腭弓处用血管钳扩大穿刺口排脓	• 切开黏膜不宜过深，以免损伤大血管

续表

操作流程	要点与说明
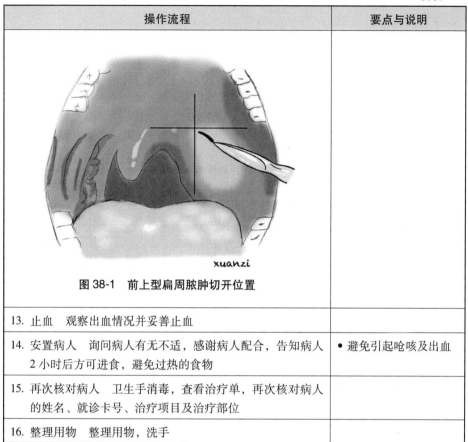 图 38-1　前上型扁周脓肿切开位置	
13. 止血　观察出血情况并妥善止血	
14. 安置病人　询问病人有无不适,感谢病人配合,告知病人 2 小时后方可进食,避免过热的食物	• 避免引起呛咳及出血
15. 再次核对病人　卫生手消毒,查看治疗单,再次核对病人的姓名、就诊卡号、治疗项目及治疗部位	
16. 整理用物　整理用物,洗手	

【参考文件】

1. 黄选兆. 实用耳鼻喉科学. 第 2 版. 北京:人民卫生出版社,2013.

2. 席淑新. 耳鼻咽喉科护士手册. 北京:人民卫生出版社,2009.

【文件保留】　1 年

【附件】　无

【质控要点】

1. 持压舌板将病人舌前 2/3 部位压低,充分暴露咽部,不可压舌根部,以免引起恶心呕吐。

2. 注意穿刺方向和切开深度，避免损伤大血管。

【文件交付】

1. 医疗副院长
2. 护理部主任
3. 临床科室主任（耳鼻喉科）
4. 科护士长（所有）
5. 护士长（所有护理单元）

扁桃体周围脓肿穿刺技术评分标准

科室：   姓名：

项目	总分	技术操作要求	权重				得分	备注
			A	B	C	D		
操作过程	90	洗手，戴口罩	4	3	2	0		
		核对病人	8	6	3	0		
		评估病人并解释	8	6	3	0		
		准备并检查用物	6	4	2	0		
		安置体位	4	3	2	0		
		戴额镜	6	4	2	0		
		暴露咽部	6	4	2	0		
		喷药	6	4	2	0		
		检查穿刺针头	3	2	1	0		
		连接注射器	3	2	1	0		
		穿刺抽脓	10	6	2	0		
		切开排脓	10	6	2	0		
		止血	6	4	2	0		
		安置病人	4	3	2	0		
		再次核对病人	4	3	2	0		
		整理用物	2	1	0	0		
评价	10	操作动作熟练、节力	4	3	2	0		
		沟通有效	3	2	1	0		
		关心病人感受	3	2	1	0		
总分	100							

主考教师：   考核日期：

三十九、 咽鼓管吹张技术

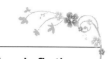

eustachian tube inflation

【目的与适用范围】

制定本规章与流程的目的是规范护士为病人进行咽鼓管吹张时应遵循的操作程序，以了解咽鼓管通畅情况，治疗咽鼓管闭塞和狭窄，引流中耳鼓室积液，提高听力。

【规章】 无

【名词释义】 无

【流程】

（一）必需品

耳鼻喉科综合治疗台、听诊器、耳镜、波式球、咽鼓管导管、鼻腔收缩药、局麻药、温水、水杯、纸巾、速干手消毒剂、医疗垃圾桶、生活垃圾桶。

（二）操作

操作流程	要点与说明
1. 洗手，戴口罩	
2. 核对病人 请病人说出姓名、治疗项目及过敏史，护士复述其姓名、治疗项目及过敏史，两名护士共同持病人就诊卡和治疗单，核对病人姓名、性别、年龄、就诊卡号、治疗项目	• 保证病人正确 • 确保执行的治疗正确
3. 评估病人并解释 评估病人病情及合作程度，向病人解释操作目的和方法，协助病人坐于诊椅等候	• 取得病人配合 • 减轻病人心理负担
4. 准备并检查用物 洗手，准备并检查用物 （1）检查各种物品在有效期内，外包装完好，无潮湿、破损 （2）检查并核对药液在有效期之内；无变色、沉淀、混浊、絮状物；瓶口无松动，瓶体无裂痕、渗漏	

续表

操作流程	要点与说明
（3）检查综合治疗台的光源充足 （4）准备一杯温水	• 确认综合治疗台光源正常使用
5. 咽鼓管吹张　再次核对病人，协助病人取坐位 （1）吞咽试验法 1）将听诊器两端的橄榄头分别置于病人和护士的外耳道口 2）嘱病人做吞咽动作 3）测试能否听到类似"嘘嘘'的声音 4）如未听到，将耳镜放入病人外耳道，在病人做吞咽动作的同时观察鼓膜是否向外运动 （2）瓦尔萨尔法 1）嘱病人以手指捏紧鼻翼两侧，闭上口唇，同时用力呼出气体（图39-1）	

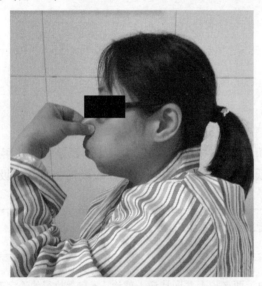

图 39-1　捏鼻鼓气

2）将听诊器两端的橄榄头分别置于病人和护士的外耳道口

3）测试是否听到鼓膜的振动声

（3）波利策法 　　　　　　　　　　　　• 此方法适用于小儿

1）嘱病人将温水含在口中

2）将听诊器两端的橄榄头分别置于病人和护士的外耳道口

3）将波式球前端的橄榄头塞于病人一侧前鼻孔，用手指压迫另一侧前鼻孔（图39-2）

操作流程	要点与说明

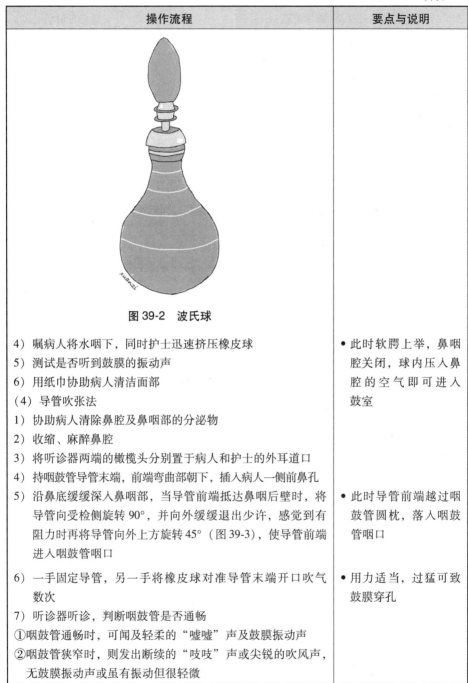

图 39-2 波氏球

4）嘱病人将水咽下，同时护士迅速挤压橡皮球

5）测试是否听到鼓膜的振动声

6）用纸巾协助病人清洁面部

（4）导管吹张法

1）协助病人清除鼻腔及鼻咽部的分泌物

2）收缩、麻醉鼻腔

3）将听诊器两端的橄榄头分别置于病人和护士的外耳道口

4）持咽鼓管导管末端，前端弯曲部朝下，插入病人一侧前鼻孔

5）沿鼻底缓缓深入鼻咽部，当导管前端抵达鼻咽后壁时，将导管向受检侧旋转 90°，并向外缓缓退出少许，感觉到有阻力时再将导管向外上方旋转 45°（图 39-3），使导管前端进入咽鼓管咽口

6）一手固定导管，另一手将橡皮球对准导管末端开口吹气数次

7）听诊器听诊，判断咽鼓管是否通畅

①咽鼓管通畅时，可闻及轻柔的"嘘嘘"声及鼓膜振动声

②咽鼓管狭窄时，则发出断续的"吱吱"声或尖锐的吹风声，无鼓膜振动声或虽有振动但很轻微

要点与说明：

● 此时软腭上举，鼻咽腔关闭，球内压入鼻腔的空气即可进入鼓室

● 此时导管前端越过咽鼓管圆枕，落入咽鼓管咽口

● 用力适当，过猛可致鼓膜穿孔

操作流程	要点与说明
③咽鼓管完全阻塞或闭锁，或导管未插入咽鼓管咽口，则无声音可闻及 ④鼓室如有积液，可听到水泡声 ⑤鼓膜穿孔时，护士可感觉空气吹入自己耳内 8）吹张完毕，将导管前端朝下方旋转，顺势缓缓退出 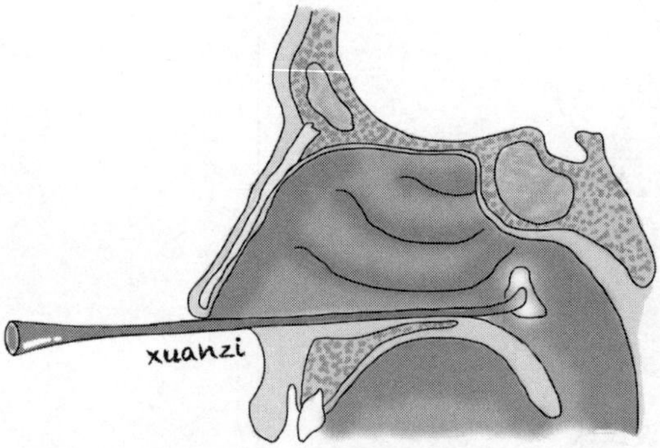	• 以免损伤鼻腔或咽鼓管咽口的黏膜

图 39-3　导管位置图

6. 安置病人　询问病人有无不适，告知病人如未缓解或耳闷加重，及时就医感谢病人配合	
7. 再次核对病人　卫生手消毒，查看治疗单，再次核对病人的姓名、就诊卡号、治疗项目	
8. 整理用物　整理用物，洗手	

【参考文件】

1. 程红缨. 眼耳鼻咽喉和口腔护理技术. 第 2 版. 北京：人民卫生出版社, 2013.

2. 黄选兆. 实用耳鼻咽喉头颈外科学. 第 2 版. 北京：人民卫生出版社, 2013.

【文件保留】　1 年

【附件】　无

【质控要点】

1. 咽鼓管吹张前清除鼻腔内分泌物。
2. 波利策法时橡皮球加压应与吞咽同时进行。
3. 导管吹张法时咽鼓管导管插入和退出时，应顺势进行，动作轻柔。

【文件交付】

1. 医疗副院长
2. 护理部主任
3. 临床科室主任（耳鼻喉科）
4. 科护士长（所有）
5. 护士长（所有护理单元）

咽鼓管吹张术评分标准

科室：   姓名：

项目	总分	技术操作要求		权重				得分	备注
				A	B	C	D		
操作过程	90	洗手，戴口罩		4	3	2	0		
		核对病人		8	6	3	0		
		评估病人并解释		8	6	3	0		
		准备并检查用物		6	4	2	0		
		吞咽试验法	放置听诊器	2	1	0	0		
			嘱病人吞咽	2	1	0	0		
			观察鼓膜运动	4	3	2	0		
		瓦尔萨尔法	放置听诊器	2	1	0	0		
			嘱病人捏鼻呼气	2	1	0	0		
			听鼓膜振动声	4	3	2	0		
		波利策法	嘱病人口含温水	2	1	0	0		
			放置听诊器	2	1	0	0		
			放置波式球	4	3	2	0		
			挤压橡皮球	4	3	2	0		
			听鼓膜振动声	4	3	2	0		
			清洁面部	2	1	0	0		

项目	总分	技术操作要求		权重				得分	备注
				A	B	C	D		
操作过程	90	导管吹张法	清洁分泌物	2	1	0	0		
			收缩、麻醉鼻腔	4	3	2	0		
			放置听诊器	2	1	0	0		
			放入导管	4	3	2	0		
			吹气	2	1	0	0		
			判断咽鼓管通畅	4	3	2	0		
			退出导管	2	1	0	0		
		安置病人		4	3	2	0		
		再次核对病人		4	3	2	0		
		整理用物		2	1	0	0		
评价	10	操作动作熟练、节力		4	3	2	0		
		沟通有效		3	2	1	0		
		关心病人感受		3	2	1	0		
总分	100								

主考教师： 考核日期：

四十、 鼻腔及咽喉部喷药技术

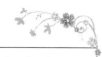

nasal cavity and throat spraying technique

【目的与适用范围】

制定本规章与流程的目的是规范护士为病人进行鼻腔及咽喉部喷药时应遵循的操作程序，以保证给药正确。

【规章】

1. 护士发现医嘱违反法律、法规、规章或者诊疗技术规范规定的，应当及时向开具医嘱的医师提出；必要时，应当向该医师所在科室的负责人或者医疗卫生机构负责医疗服务管理的人员报告。

2. 给药时应做到双人核对及"三查七对一注意"，三查是操作前、操作中、操作后查对；七对是指查对床号、姓名、药名、浓度、剂量、用法、时间；一注意是注意用药后反应。

【名词释义】 无

【流程】

（一）必需品

耳鼻喉科综合治疗台、额镜、前鼻镜、一次性压舌板、无菌纱布、纸巾、医疗垃圾桶、生活垃圾桶。

（二）操作

操作流程	要点与说明
1. 洗手，戴口罩	
2. 核对病人　请病人说出姓名、治疗项目及过敏史，护士复述其姓名、治疗项目及过敏史，两名护士共同持病人就诊卡和治疗单，核对病人姓名、性别、年龄、就诊卡号、治疗项目	• 保证病人正确 • 确保执行的治疗正确

操作流程	要点与说明
3. 评估病人并解释　评估病人病情及合作程度，向病人解释操作目的和方法，协助病人坐于诊椅等候，告知病人：	• 取得病人配合
（1）喷药是进行内镜检查前的表面麻醉	• 减轻病人心理负担
（2）喷药后勿将药液咽下	• 以免引起中毒
（3）喷药后需禁食水 2 小时	• 避免引起呛咳
4. 准备并检查用物　洗手，准备并检查用物 （1）检查各种物品在有效期内，外包装完好，无潮湿、破损 （2）检查并核对药液在有效期之内；无变色、沉淀、混浊、絮状物；瓶口无松动，瓶体无裂痕、渗漏 （3）检查额镜完好，综合治疗台的光源充足	• 确认额镜及综合治疗台光源正常使用
5. 安置体位　再次核对病人姓名，协助病人取坐位，头稍后仰	
6. 遵医嘱喷药 （1）鼻腔喷药	
1）协助病人擤出鼻腔分泌物	• 以利药液和黏膜更好地接触
2）将前鼻镜两叶合拢，与鼻腔底平行伸入鼻前庭并将鼻镜的两叶轻轻上下张开，抬起鼻翼，扩大前鼻孔	• 前鼻镜勿超过鼻阈
3）嘱病人吸气，先喷入鼻腔收缩药液，再喷入局麻药液，同法喷另一侧（图 40-1） 4）3 分钟后重复上述操作 1 次 5）取出前鼻镜，用纸巾拭去流出的药液 （2）咽喉部喷药	
1）嘱病人吐出口内分泌物，张口伸舌 2）额镜的反光焦点投照于病人悬雍垂处，持压舌板压住舌前 2/3 处，勿压舌根部，嘱病人发"啊—"音，充分暴露咽部，保持张口状态	• 以利药液和黏膜直接接触
3）持局麻药喷枪对准悬雍垂、软腭、扁桃体、咽后壁、舌根等处均匀喷药，将药液含 3 分钟后吐出，同法重复一次（图 40-2）	• 喷头勿触及咽后壁，以免引起恶心呕吐

续表

操作流程	要点与说明
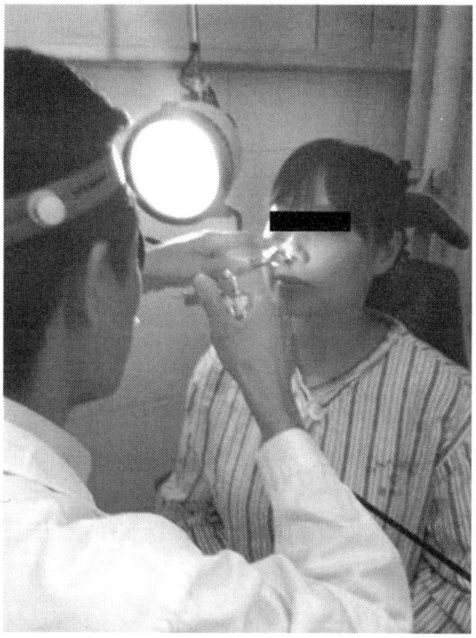 图 40-1　鼻腔喷药 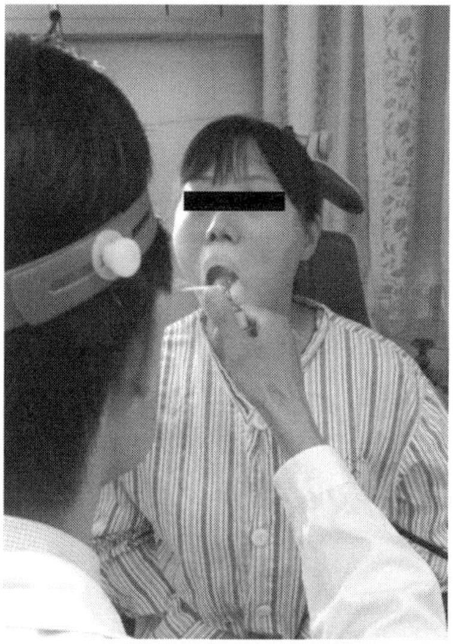 图 40-2　咽喉部喷药	

续表

操作流程	要点与说明
4）病人伸舌，用纱布将舌前 1/3 包裹，将舌拉出，口尽量张大	• 以免滑脱或牙齿损伤舌系带
5）嘱病人深呼吸，持弯头局麻药喷枪对准喉部反复喷药 3~4次，将药液含 3 分钟后吐出	
7. 安置病人　感谢病人配合，妥善安排病人等候医生检查	
8. 再次核对病人　卫生手消毒，查看治疗单，再次核对病人的姓名、就诊卡号、治疗项目	
9. 整理用物　整理用物，洗手	

【参考文件】

1. 黄选兆. 实用耳鼻咽喉头颈外科学. 第 2 版. 北京：人民卫生出版社，2013.

2. 胡敏. 眼耳鼻咽喉和口腔科护理技术. 北京：人民卫生出版社，2011.

3. 护士条例. 中华人民共和国国务院. 2008.

【文件保留】 1 年

【附件】 无

【质控要点】

1. 鼻腔喷药时先喷入鼻腔收缩药液，再喷入局麻药液。

2. 咽喉喷药时压舌板不可压舌根部，喷枪头勿触及咽后壁，以免引起恶心、呕吐。

【文件交付】

1. 医疗副院长

2. 护理部主任

3. 临床科室主任（耳鼻喉科）

4. 科护士长（所有）

5. 护士长（所有护理单元）

鼻腔及咽喉部喷药技术评分标准

科室：   姓名：

项目	总分	技术操作要求		权重				得分	备注
				A	B	C	D		
操作过程	90	洗手，戴口罩		4	3	2	0		
		核对病人		8	6	3	0		
		评估病人并解释		8	6	3	0		
		准备并检查用物		6	4	2	0		
		安置体位		6	4	2	0		
		鼻腔喷药	擦净鼻腔分泌物	4	3	2	0		
			放入前鼻镜	6	4	2	0		
			喷药	10	6	2	0		
			取出前鼻镜	6	4	2	0		
		咽喉部喷药	吐出口内分泌物	4	3	2	0		
			暴露咽部	8	6	3	0		
			喷药	10	6	2	0		
		安置病人		3	2	1	0		
		再次核对病人		4	3	2	0		
		整理用物		3	2	1	0		
评价	10	操作动作熟练、节力		4	3	2	0		
		沟通有效		3	2	1	0		
		关心病人感受		3	2	1	0		
总分	100								

主考教师：   考核日期：

四十一、 变应原脱敏注射技术

subcutaneous injection technique of allergen immunotherapy

【目的与适用范围】

制定本规章与流程的目的是规范护士为病人进行变应原脱敏注射时应遵循的操作程序，以保证给药正确。

【规章】

1. 护士发现医嘱违反法律、法规、规章或者诊疗技术规范规定的，应当及时向开具医嘱的医师提出；必要时，应当向该医师所在科室的负责人或者医疗卫生机构负责医疗服务管理的人员报告。

2. 给药时应做到双人核对及"三查七对一注意"：三查是操作前、操作中、操作后查对；七对是指查对床号、姓名、药名、浓度、剂量、用法、时间；一注意是注意用药后反应。

【名词释义】 无

【流程】

（一）必需品

治疗盘、无菌注射盒、无菌棉签、一次性 1ml 注射器、安尔碘皮肤消毒剂、变应原脱敏注射药液（冰箱保存）、速干手消毒剂、医疗垃圾桶、生活垃圾桶、利器盒。

（二）操作

操作流程	要点与说明
1. 洗手，戴口罩	
2. 核对病人 请病人说出姓名、治疗项目、上次注射日期及过敏史，护士复述其姓名、治疗项目、上次注射日期及过敏史，两名护士共同持病人就诊卡、免疫治疗记录表（附件6），核对病人姓名、性别、年龄、就诊卡号、治疗项目及注射部位、药名、浓度、剂量、方法、时间	• 保证病人正确 • 确保执行的治疗正确
3. 评估病人并解释 评估病人病情、合作程度及注射局部皮肤情况，询问上次注射后是否出现局部及全身迟发反应。向病人解释操作目的和方法，协助病人坐于诊椅等候	• 取得病人配合 • 减轻病人心理负担
4. 遵医嘱配药 洗手，准备并检查用物 （1）检查各种物品在有效期内，外包装完整，无潮湿、破损 （2）检查并核对药液在有效期之内；无变色、沉淀、混浊、絮状物；瓶口无松动，瓶体无裂痕、无渗漏 （3）按免疫治疗记录表抽取相应容量的药液	
5. 再次核对药品 请另一名护士将抽吸好的药液、脱敏注射液药瓶与治疗单核对，确认无误后将抽吸好药液的注射器放入无菌注射盒内并注明开启时间	• 确保配药正确
6. 选择部位 再次核对病人姓名，协助病人取坐位，松开衣袖，选择部位（上臂三角肌下缘外侧）查看局部组织情况，选取注射部位时注意避开瘢痕、炎症、硬结处	• 建议左右胳膊轮流注射
7. 消毒皮肤 卫生手消毒，用安尔碘棉签消毒皮肤（以注射点为中心，由内向外螺旋式消毒，直径约5cm），待干	
8. 再次消毒皮肤 安尔碘棉签再次消毒皮肤（范围不超过第一遍），待干	• 再次消毒的范围应小于第一次
9. 排气 从无菌盒中取出注射器，在药瓶内排气	• 未用完的脱敏注射液放回冰箱（2~6℃）保存
10. 进针 一手夹无菌棉签，拇指及食指固定注射部位，绷紧皮肤，另一手持注射器，中指固定针栓，注射器与皮肤成30°角，刺入针梗的1/2	• 勿将针梗全部刺入，防止从根部折断
11. 推药 一手固定针头，另一手抽动活塞，如无回血，推动活塞缓慢注射，每注射0.2ml必须回抽一次，若有回血，更换针头并重新选择部位注射	• 避免静脉内注射 • 注射1ml约1分钟

续表

操作流程	要点与说明
12. 拔针　注药完毕，无菌棉签置于穿刺点旁，快速拔针，用棉签轻压穿刺点直至不出血，将棉签弃于医疗垃圾桶内，将针头弃于利器盒，注射器弃于医疗垃圾桶	• 观察病人的反应，询问病人的感受
13. 安置病人　感谢病人的配合 （1）告知病人注射部位可能出现小的结节为正常反应，不影响脱敏治疗 （2）注射后 24 小时避免做剧烈运动；避免长时间的热水浴 （3）尽量避免接触过敏原	
14. 再次核对病人　卫生手消毒，查看治疗单，再次核对病人的姓名、就诊卡号、治疗项目	
15. 整理用物　整理用物，洗手	
16. 观察并记录　观察病人注射后的反应，病人需留院观察 30 分钟，若有注射部位皮疹或哮喘发作及时通知医护人员，出现全身反应，应延长观察时间并通知医生给予处理。在病人免疫治疗记录表（附件 6）上记录注射药物、浓度、剂量、时间、记录发生的副反应及处理情况	

【参考文件】

1. 黄选兆. 实用耳鼻喉科学. 第 2 版. 北京：人民卫生出版社，2013.
2. 临床护理实践指南. 中华人民共和国卫生部. 2011.
3. 护士条例. 中华人民共和国国务院. 2008.

【文件保留】　1 年

【附件】

附件 6　免疫治疗记录表

【质控要点】

1. 选择注射部位为上臂三角肌下缘外侧。
2. 注射过程中注意观察病人的反应及询问病人感受。

【文件交付】

1. 医疗副院长
2. 护理部主任
3. 临床科室主任（耳鼻喉科）
4. 科护士长（所有）
5. 护士长（所有护理单元）

脱敏注射技术评分标准

科室：　　　　　　　　　　　　　　　　　　　　姓名：

项目	总分	技术操作要求	权重 A	B	C	D	得分	备注
操作过程	90	洗手，戴口罩	4	3	2	0		
		核对病人	8	6	3	0		
		评估病人并解释	8	6	3	0		
		遵医嘱配药	10	6	2	0		
		再次核对药品	6	4	2	0		
		选择部位	6	4	2	0		
		消毒皮肤	4	3	2	0		
		再次消毒皮肤	4	3	2	0		
		排气	6	4	2	0		
		进针	12	8	4	0		
		推药	6	4	2	0		
		拔针	4	3	2	0		
		安置病人	2	1	0	0		
		再次核对病人	2	1	0	0		
		整理用物	2	1	0	0		
		观察并记录	6	4	2	0		
评价	10	操作动作熟练、节力	4	3	2	0		
		沟通有效	3	2	1	0		
		关心病人感受	3	2	1	0		
总分	100							

主考教师：　　　　　　　　　　　　考核日期：

四十二、 灌注石膏模型技术

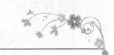

techniques on the making of stone casts

【目的与适用范围】

制定本规章与流程的目的是规范口腔科护士灌注石膏模型时应遵循的操作程序，以保证临床应用。

【规章】 无

【名词释义】 无

【流程】

（一）必需品

振荡器、打磨机、调拌刀、橡胶碗、石膏粉（普通白石膏、硬石膏、超硬石膏）、水、模型。

（二）操作

操作流程	要点与说明
1. 洗手，戴手套，口罩	
2. 核对医嘱　接过临床送来的牙科印模应查看印模上所写要求，选用不同石膏灌注	• 由于临床医师所选义齿材料不同，所以选用石膏品种亦不同
3. 准备并检查用物 （1）检查牙科印模是否取全，有无脱落 （2）核对各种石膏在有效期之内，无潮湿、无变色、无变硬、橡胶碗干净无裂痕	
4. 橡胶碗内加水　用流动水冲洗橡胶碗，待碗内无异物时加入适量清水	• 切记水温不宜过高，否则会缩短石膏凝固时间

操作流程	要点与说明
5. 水粉比例　往水中缓缓加入石膏粉，水与石膏之比约为 1∶2 （图42-1） 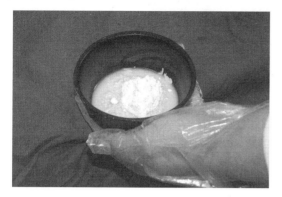 图 42-1　水粉比例	• 水粉比例适宜，切勿过稀或过稠，影响石膏硬度
6. 搅拌　将调拌刀沿逆时针方向搅拌，充分混匀水和石膏粉（图42-2） 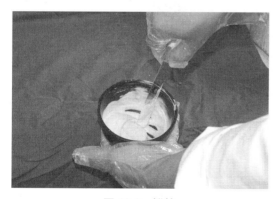 图 42-2　搅拌	
7. 临床模型处理　用流动水轻轻冲洗印模，去掉表面的污物及血渍，以保证石膏模型的清晰度（图42-3）	

操作流程	要点与说明
 图 42-3　冲洗模型	
8. 有效排出气泡　将橡皮碗置于振荡器的操作台上打开开关，用调拌刀轻压石膏，尽量排出石膏内因搅拌所产生的气泡（图 42-4） 图 42-4　排出气泡	• 促进石膏因搅拌所产生的气泡排出
9. 灌注模型　左手持托盘轻轻置于振荡器操作台上，右手持调拌刀取少量调好的石膏置于印模的腭顶或舌侧较高部位，借助振荡器的震动使石膏缓缓流入印模的牙冠处，持续灌注石膏至整个印模（图 42-5）	• 避免灌注石膏时牙位部分出现气泡

操作流程	要点与说明
 图 42-5　灌注模型	
10. 修整模型外形　调拌刀修整模型外形 用调拌刀去掉托盘 边缘多余的石膏，将其修整为马蹄形（图 42-6） 图 42-6　修整外形	• 修整外形，使之美观
11. 石膏剪修整边缘　灌模后静置约半小时，待石膏发热凝固 后用石膏剪修整边缘多余石膏，小心取出模型	
12. 打磨机修整外形　将石膏模型置于打磨机操作台上，打开 水源和电源的开关，将模型边缘多余石膏磨除呈马蹄形	
13. 石膏模型对合完好待用　对好上下颌咬合关系后置于模型 盘内待用（图 42-7）	

续表

操作流程	要点与说明
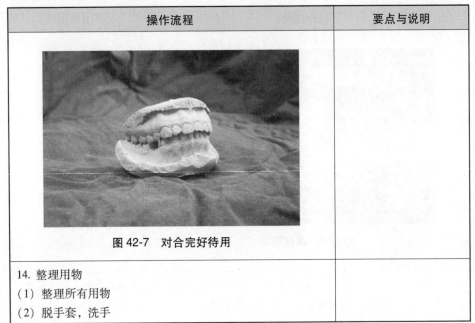 图 42-7 对合完好待用	
14. 整理用物 （1）整理所有用物 （2）脱手套，洗手	

【参考文件】

1. 徐军. 口腔修复专业护理教程. 第 2 版. 北京：人民卫生出版社，2009.
2. 王嘉德. 口腔医学实验教程. 第 3 版. 北京：人民卫生出版社，2008.
3. 赵铱民. 口腔修复学. 第 6 版. 北京：人民卫生出版社，2008.
4. 葛嫄丰. 口腔临床护理. 北京：人民卫生出版社，2008.
5. 张志君. 口腔设备学. 第 3 版. 成都：四川大学出版社，2008.

【文件保留】 1 年

【附件】 无

【质控要点】

1. 水粉比例适宜，切勿过稀或过稠，影响石膏硬度。
2. 避免石膏模型牙位部分出现气泡。

【文件交付】

1. 医疗副院长

2. 护理部主任

3. 临床科室主任（口腔科）

4. 科护士长（所有）

5. 护士长（所有护理单元）

灌注石膏模型技术评分标准

科室：　　　　　　　　　　　　　　　　　　　　　　　　姓名：

项目	总分	技术操作要求	权重				得分	备注
			A	B	C	D		
操作过程	90	洗手，戴口罩	5	3	1	0		
		核对医嘱	5	3	1	0		
		准备并检查用物	6	4	2	0		
		橡胶碗内加水	6	4	2	0		
		水粉比例	8	6	3	0		
		搅拌	6	4	2	0		
		临床模型处理	6	4	2	0		
		有效排出气泡	8	6	3	0		
		灌注模型	10	6	3	0		
		修整模型外形	6	4	2	0		
		石膏剪修整边缘	6	4	2	0		
		打磨机修整外形	6	4	2	0		
		石膏模型对合备用	6	4	2	0		
		整理用物	6	4	2	0		
评价	10	外形整齐	5	3	1	0		
		石膏模型灌注准确无变形	5	3	1	0		
总分	100							

主考教师：　　　　　　　　　　　　　　考核日期：

四十三、 口腔护理吸引技术

techniques on moisture control and saliva ejecting

【目的与适用范围】

制定本规章与流程的目的是规范口腔科护士在为病人吸引时应遵循的操作程序，以保证治疗顺利进行。

【规章】 无

【名词释义】 无

【流程】

（一）必需品

高速涡轮手机、车针、电刀、吸引器（弱吸管、强吸管）、一次性口腔器械盒、棉签、一次性5ml注射器、0.9%氯化钠注射液、2%盐酸利多卡因注射液、安尔碘皮肤消毒剂、75%乙醇棉球、检查手套、一次性口杯。

（二）操作

操作流程	要点与说明
1. 洗手，戴口罩	
2. 核对病人　请病人说出姓名及治疗项目，护士复述其姓名及治疗项目，两名医护人员共同持病人就诊卡和治疗单，核对病人姓名、性别、年龄、就诊卡号、治疗项目及治疗部位	• 保证病人正确和牙位正确
3. 解释并评估　协助病人躺在综合治疗椅上，向病人解释手术过程和目的，评估病人的病情	• 取得病人的配合
4. 准备并检查用物 （1）检查各种物品在有效期内，外包装完整，无潮湿、破损 （2）核对药名、浓度、剂量、用法、时间正确；检查在有效期之内；无变色、沉淀、混浊、絮状物；瓶装药液瓶口无松动，瓶体无裂痕；袋装药液外包装密封完整，无渗漏	• 物品准备齐全

操作流程	要点与说明
5. 术前准备 （1）将 10ml 漱口液倒入一次性口杯内，嘱病人含漱 1 分钟后吐于左前方的痰盂内，将一次性口杯置于杯架上 （2）取一次性治疗盘，打开治疗盘，取出治疗巾系于病人胸前 （3）将强吸管和弱吸管分别插入吸引器导管插口内 （4）按下诊椅控制面板的"椅位键"调节牙科诊椅的椅位，治疗上颌牙时上颌平面与地平面大致呈 45°，治疗下颌牙时椅背与地面大致呈 30°角；调节手术灯的照射方向，使病人患处位于灯光照射的中心 （5）遵医嘱抽取局麻药，放入一次性口腔器械盒内 （6）将安尔碘棉签和 75% 乙醇棉球 5~7 个放在一次性口腔器械盒内待用 （7）戴手套	
6. 配合医师治疗应根据医师治疗情况选择适宜吸引器 （1）待医师治疗时产生大量水雾，应右手持强吸管快速清理口腔内液体及水雾，同时用强吸管有效牵拉病人舌或颊部，充分暴露诊疗视野，切记应避免触碰病人口腔黏膜。如果医师术中使用电刀，在口外吸除异味和烟雾（图 43-1） 图 43-1　各种强吸管图 （2）待医师常规治疗时产生小量水雾，左手持弱吸管吸净口内液体（图 43-2、图 43-3）	• 强吸管吸力较大对黏膜组织易造成损伤 • 弱吸管吸力温和周径小不伤黏膜，在口内转动灵活，可放于口角、舌下等区域

操作流程	要点与说明
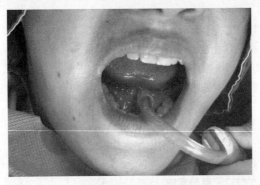 图 43-2　弱吸放舌下 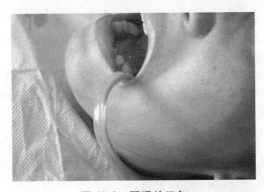 图 43-3　弱吸放口角	
7. 配合医师吸引时根据需要采用适宜握持方式 （1）需要有效牵拉病人颊部或舌头时，建议使用掌指式（图43-4） 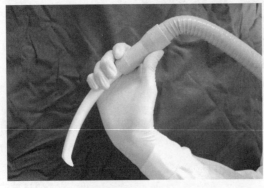 图 43-4　掌指式	

操作流程	要点与说明
（2）医师常规治疗时，通常采用执笔式（图 43-5） 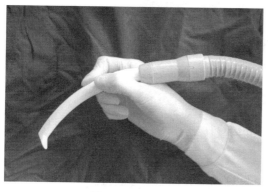 图 43-5　执笔式	
8. 配合医师吸引时根据医师治疗部位选择吸引器放置部位 （1）通常吸引时吸引器放置在磨牙后区口腔内最低点（图 43-6），避免压迫病人口角图（43-7） （2）医师治疗右侧下颌磨牙区时，将吸引器前端伸向右侧磨牙舌侧空间，吸引器头朝向病人右颊侧 （3）医师治疗右侧上颌磨牙区时，将吸引器前端伸向右侧磨牙上颌结节处，吸引器头朝向病人右颊侧 （4）医师治疗上颌前牙区时，将吸引器头朝向病人上颌正中 （5）医师治疗下颌前牙区时，将吸引器头朝向病人下颌正中，可放于舌下 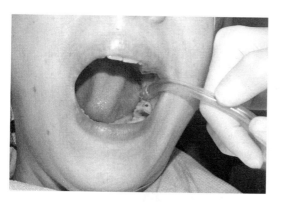 图 43-6　磨牙后区	• 避免将吸引器放到病人软腭、咽部等敏感区域，引起病人恶心、呕吐

操作流程	要点与说明
 图 43-7　压迫病人口角 （6）医师治疗左侧上颌磨牙区时，将吸引器前端伸向左侧磨牙颊侧与黏膜间、上颌结节附近，吸引头朝向病人左颊侧 （7）医师治疗左侧下颌磨牙区时，将吸引器前端沿牙龈颊部滑动，吸引头朝向病人左颊侧	
9. 吸引时注意事项 （1）吸引前嘱病人操作时如感到不适，不要闭嘴请举手示意，以免发生危险 （2）与右手操作的医师配合时，使用右手吸引，反之用左手握持吸引器 （3）及时吸引，保证诊疗区域清晰 （4）吸引时放置吸引器以不影响医师操作为宜，不能遮挡医师视线（图 43-8） 图 43-8　吸唾时避开医师视线	• 吸引时以不遮挡医师视线最为重要

续表

操作流程	要点与说明
10. 调节椅位　治疗结束后，脱手套，调节诊椅控制面板上的"椅位键"将诊椅调至坐位，口杯内接水，待病人漱口后解下病人胸前治疗巾，送病人离开	
11. 整理用物 （1）清点器械：治疗结束后清点器械，分类放入污物车内进行全效多酶浸泡 （2）治疗椅终末消毒：用物体表面消毒液喷洒牙科诊椅的操作面板和治疗台面，用无纺布擦拭，所有手柄、管道接口、面板处均更换覆膜或套袋	

【参考文件】

1. 徐军. 口腔修复专业护理教程. 第2版. 北京：人民卫生出版社，2009.
2. 王嘉德. 口腔医学实验教程. 第3版. 北京：人民卫生出版社，2008.
3. 赵铱民. 口腔修复学. 第6版. 北京：人民卫生出版社，2008.
4. 葛嫄丰. 口腔临床护理. 北京：人民卫生出版社，2008.
5. 樊明文. 牙体牙髓病学. 第3版. 北京：人民卫生出版社，2008.
6. 张志君. 口腔设备学. 第3版. 成都：四川大学出版社，2008.

【文件保留】　1年

【附件】　无

【质控要点】

1. 避免将吸引器放到病人软腭、咽部等敏感区域，引起病人恶心、呕吐。
2. 避免压迫病人口唇，引起疼痛。

【文件交付】

1. 医疗副院长
2. 医务处处长
3. 护理部主任
4. 临床科室主任（口腔科）
5. 科护士长（所有）

6. 护士长（所有护理单元）

口腔护理吸引技术评分标准

科室：   姓名：

项目	总分	技术操作要求	权重				得分	备注
			A	B	C	D		
操作过程	90	洗手，戴口罩	4	3	2	0		
		核对病人	4	3	2	0		
		解释并评估	4	3	2	0		
		准备并检查用物	8	4	2	0		
		术前准备	8	4	2	0		
		选择适宜吸引器	10	6	3	0		
		采用适宜握持方法	10	6	3	0		
		选择吸引器放置部位	12	8	4	0		
		吸引时注意事项	10	6	3	0		
		术中及时吸引	8	4	2	0		
		调节椅位	6	4	2	0		
		整理用物	6	4	2	0		
评价	10	护士吸引时不遮挡医生视线	5	3	1	0		
		吸唾器放置位置	5	3	1	0		
总分	100							

主考教师：   考核日期：

四十四、复杂牙拔除术的护理配合

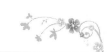

chair side assisting techniques during complex exodontia

【目的与适用范围】

制定本规章与流程的目的是规范护士在配合复杂牙拔除术时应遵循的操作流程，以保证复杂拔牙时配合正确。

【规章】 无

【名词释义】 无

【流程】

（一）必需品

圆刀、刀柄、眼科剪、缝合针线、持针器、止血钳、牙龈分离器、骨膜分离器、大刮匙、骨锤、牙挺、峨眉凿、劈凿、骨凿、牙钳、牙科手机、吸引器、一次性5ml注射器、孔巾、无菌手套、棉签、一次性无纺布、一次性口杯、一次性口腔检查器、75%乙醇棉球、安尔碘皮肤消毒剂、2%盐酸利多卡因注射液、物体表面消毒液、漱口液。

（二）操作

操作流程	要点与说明
1. 洗手，戴口罩	
2. 核对病人 请病人说出姓名及治疗项目，护士复述其姓名及治疗项目，两名医护人员共同持病人就诊卡和治疗单，核对病人姓名、性别、年龄、就诊卡号、治疗项目及治疗部位	• 保证病人正确和牙位正确

操作流程	要点与说明
3. 解释并评估　协助病人躺在综合治疗椅上，向病人解释手术过程和目的，评估病人的情绪	• 取得病人的配合
4. 准备并检查用物 （1）检查各种物品在有效期内，外包装完整，无潮湿、破损 （2）核对药名、浓度、剂量、用法、时间正确；检查在有效期之内；无变色、沉淀、混浊、絮状物；瓶装药液瓶口无松动，瓶体无裂痕；袋装药液外包装密封完整，无渗漏	• 物品准备齐全
5. 术前准备 （1）将 10ml 漱口液倒入一次性口杯内，嘱病人含漱 1 分钟后吐于左前方的痰盂内，将一次性口杯置于杯架上 （2）取一次性口腔器械盒，打开器械盒，取出治疗巾系于病人胸前 （3）将强吸管和弱吸管分别插入吸引器导管插口内 （4）按下诊椅控制面板的"椅位键"调节牙科诊椅的椅位，治疗上颌牙时上颌平面与地平面大致呈 45°，治疗下颌牙时椅背与地面大致呈 30°角；调节手术灯的照射方向，使病人患处位于灯光照射的中心（图 44-1） 图 44-1　治疗上颌牙椅位	• 确保医师手术时视野清晰

操作流程	要点与说明
（5）遵医嘱抽取局麻药，放入一次性治疗盘内 （6）将蘸有安尔碘的棉签 1 个和 75%乙醇棉球 5~7 个放在一次性治疗盘内待用 （7）待医师为病人麻醉后，护士更换一次性器械盒，新更换的器械盒内放无菌纱布一块和无菌棉球 7~10 个 （8）检查无菌拔牙器械的有效期，包装有无破损（图 44-2） 图 44-2　拔牙器械	
（9）戴一次性无菌手套	• 术中严格无菌操作
6. 术中配合 （1）待医师切开牙龈分离龈瓣时，持吸引器吸净口腔内的唾液及血液，暴露手术部位 （2）医师用高速涡轮手机切削牙槽骨时，右手持骨膜分离器分开龈瓣，左手持吸引器吸净口腔内血液 （3）若术中需要劈开患牙或增隙或去骨时，遵医嘱敲锤 （4）敲击前告知病人接下来的操作可能会有很强的震动感并伴随很强的敲击声，让病人提前做好心理准备，感到不适可举手示意 （5）敲击下颌牙时左手放于病人患侧的下颌处，手掌包覆病人的下颌角，右手持锤，手腕放松，左手托住病人的下颌角向上用力稍稍托起，待医师器械就位后遵医嘱敲击（图 44-3）	• 分开龈瓣可以保护牙龈不被高速手机划伤 • 敲击下颌牙时护士务必托住病人患侧下颌骨边缘，防止颞下颌关节脱位或下颌骨骨折，敲击上颌磨牙时宜轻，避免用力，损伤上颌窦

续表

操作流程	要点与说明

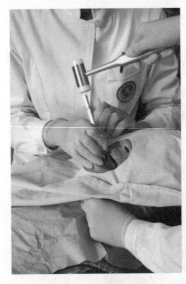

图 44-3　保护病人下颌角

(6) 握锤时以拇指和食指为主将锤柄中后部分虚握掌心内，避免5指同时紧抓锤柄前部（图 44-4）

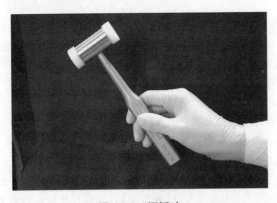

图 44-4　握锤法

操作流程	要点与说明
（7）增隙时以前臂带动手，发力点在手腕，这样才能敲出弹性，遵循"轻-重-轻-重"的敲击节奏，敲击过程紧凑、连续，锤击的力线与牙挺、峨眉凿等器械的长轴方向一致（即锤与被击器械垂直）。如发现器械滑动或脱位应马上停止敲击，防止误伤病人。锤击力度要适中，可先轻敲1~2下，然后逐渐加力，发现异常马上停止锤击（图44-5） 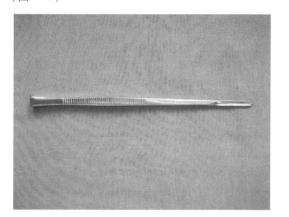 图44-5　峨眉凿	• 手腕用力，增隙时敲击频率为2~3次/秒，声音呈"嗒嗒"的"马蹄音"
（8）劈冠时用手腕爆发力快速敲击劈凿，每次敲击一下，不可连击，锤击的力线与劈凿的长轴方向一致（图44-6） 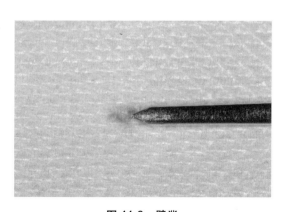 图44-6　劈凿	• 锤击的力线与劈凿的长轴方向一致，劈开时一定要看准，采用闪电式锤击，动作利落，一次成功

操作流程	要点与说明
（9）去骨时应匀速连续的敲击单面凿，保证敲击时力量的稳定和持续，锤击的力线与去骨凿的长轴方向一致（图44-7） 图44-7　去骨凿 （10）医师用大挖勺搔刮拔牙窝时，持吸引器吸净刮出的肉芽组织和骨渣 （11）配合医师缝合 1）医师缝合伤口时，左手持吸引器轻吸切口周围的血液及唾液，右手持眼科剪协助剪线 2）待医师缝线打结后，剪断缝线，口内线头长度以 5mm 左右为宜	
7. 调节椅位　手术结束后取下孔巾擦净病人口周血迹，调节诊椅控制面板上的"椅位键"将诊椅调至坐位	
8. 告知病人注意事项 （1）嘱病人拔牙后咬棉球（纱布或纱布卷）30~40 分钟后吐掉 （2）嘱病人有唾液自然下咽，术后 24 小时唾液内有少量血丝属于正常现象，如伤口内不断有新鲜血液流出应及时复诊 （3）手术当天不要刷牙漱口，吃温凉软食 （4）术后避免剧烈活动 （5）如果术后剧烈疼痛及时就诊 （6）术后 7~10 天复诊拆线	• 避免术后感染

操作流程	要点与说明
9. 整理用物 （1）清点器械，送入清洗间，交消毒室护士按清洗消毒流程 　　处理 （2）待病人离开后，使用物体表面消毒液喷洒牙科诊椅，用 　　无纺布擦拭操作面板和治疗台面，诊疗椅上手柄、管道 　　接口、灯把手、面板处均更换覆膜或套袋	• 避免交叉感染

【参考文件】

1. 葛嫄丰. 口腔临床护理. 北京：人民卫生出版社，2008.

2. 王嘉德. 口腔医学实验教程. 第3版. 北京：人民卫生出版社，2008.

3. 邱蔚六. 口腔颌面外科学. 第6版. 北京：人民卫生出版社，2008.

【文件保留】 1年

【附件】 无

【质控要点】

1. 物品准备齐全。

2. 敲击下颌牙时护士务必托住病人患侧下颌骨边缘，防止颞下颌关节脱位或下颌骨骨折，敲击上颌磨牙时宜轻，避免用力，避免损伤上颌窦。

3. 术中严格无菌操作。

【文件交付】

1. 医疗副院长

2. 医务处处长

3. 护理部主任

4. 临床科室主任（口腔科）

5. 科护士长（所有）

6. 护士长（所有护理单元）

复杂牙拔除术护理配合评分标准

科室：   姓名：

项目	总分	技术操作要求	权重				得分	备注
			A	B	C	D		
操作过程	90	洗手，戴口罩	4	3	2	0		
		核对病人	4	3	2	0		
		解释并评估	4	3	2			
		准备并检查用物	4	3	2	0		
		术前准备	4	3	2	0		
		协助医师暴露手术部位	4	3	2	0		
		敲击前告知病人	4	3	2	0		
		敲击时保护病人下颌	8	6	3	0		
		握锤方法	8	6	3	0		
		敲击频率	8	6	3	0		
		敲击力线	8	6	3	0		
		保持术野清晰	6	4	2	0		
		配合医师缝合	8	6	3	0		
		调节椅位	4	3	2	0		
		告知病人注意事项	8	6	3	0		
		整理用物	4	3	2	0		
评价	10	配合熟练	4	3	2	0		
		沟通有效	3	2	1	0		
		操作准确	3	2	1	0		
总分	100							

主考老师：   考核日期：

四十五、 口腔外伤清创缝合术的护理配合

chair side assisting techniques during the debridement and suturing of oral maxillofacial traumas

【目的与适用范围】

制定本规章与流程的目的是规范口腔科护士配合口腔外伤清创缝合手术时的操作流程，以保证医师手术顺利进行。

【规章】 无

【名词释义】 无

【流程】

（一）必需品

持针器、止血钳、缝合针、纱布、眼科剪、不锈钢小碗、棉签、无菌手套、吸引管、无菌纱布、无菌棉球、无菌孔巾、一次性口腔器械盒、一次性5ml注射器2支、一次性口杯、一次性无纺布、0.9%氯化钠注射液、安尔碘皮肤消毒剂、2%盐酸利多卡因注射液、75%乙醇棉球、物体表面消毒剂、速干手消毒剂、漱口液。

（二）操作

操作流程	要点与说明
1. 洗手，戴口罩	
2. 核对病人 请病人说出姓名及治疗项目，护士复述其姓名及治疗项目，两名医护人员共同持病人就诊卡和治疗单，核对病人姓名、性别、年龄、就诊卡号、治疗项目及治疗部位	• 保证病人正确和牙位正确

操作流程	要点与说明
3. 解释并评估 协助病人躺在综合治疗椅上，向病人解释手术过程和目的，评估病人的情绪	• 取得病人的配合
4. 准备并检查用物 (1) 检查各种物品在有效期内，外包装完整，无潮湿、破损、型号符合要求 (2) 核对药名、浓度、剂量、用法、时间正确；检查在有效期之内；无变色、沉淀、混浊、絮状物；瓶装药液瓶口无松动，瓶体无裂痕；袋装药液外包装密封完整，无渗漏	• 物品准备齐全
5. 常规术前准备 (1) 将 10ml 漱口液倒入一次性口杯内，嘱病人含漱 1 分钟后吐于左前方的痰盂内 (2) 取一次性治疗盘，打开一次性口腔器械盒，取出治疗巾系于病人胸前 (3) 将一次性口杯置于杯架上，将弱吸管插入吸引器导管插口内 (4) 按下诊椅控制面板的"椅位键"调节牙科诊椅的椅位，治疗上颌牙时上颌平面与地平面大致呈 45°，治疗下颌牙时椅背与地面大致呈 30°角；调节手术灯的照射方向，使病人患处位于灯光照射的中心（图 45-1） 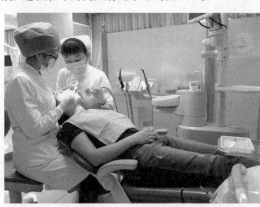 图 45-1 治疗下颌牙椅位 (5) 卫生手消毒 (6) 遵医嘱抽取局麻药，放入一次性治疗盘内	

操作流程	要点与说明
（7）将蘸有安尔碘棉签和75%乙醇溶液棉球5~7个放在一次性口腔器械盒内待用	
6. 配合冲洗伤口 （1）打开无菌0.9%氯化钠注射液瓶盖，用安尔碘棉签由瓶塞中心向外消毒瓶塞顶部及周围，待干 （2）遵医嘱抽冲洗药液，反复注入不锈钢小碗至满，将不锈钢小碗置于一次性治疗盘内，待用 （3）医师反复多次冲洗伤口时，持吸引器吸出口内的液体，防止病人发生呛咳	• 及时吸取口腔内液体，防止误吸 • 清创彻底
7. 缝合前准备用物 （1）卫生手消毒 （2）另取一个一次性治疗盘，打开置于治疗台上 （3）无菌孔巾打开包装，由医师将无菌孔巾拿出，铺巾	
8. 戴无菌手套	
9. 外伤缝合术中配合 （1）配合医师充分暴露手术视野 （2）用纱布固定缝合部位的组织，对齐伤口 （3）医师修整创口边缘时，持无菌纱布擦掉被剪掉的组织和伤口渗血 （4）待医师伤口处理满意后，左手持缝合针，针尖向左，右手持持针器夹住缝合针的中右1/3处，锁死。左手持持针器的关节处，递给医师，感觉医师已握紧持针器后方可松手 （5）待医师将缝线打结后，剪断缝线，口内线头长度以5mm左右为宜 （6）待医师缝合时，及时擦拭血液，保持术野清晰 （7）待医师缝合完毕后，取一块无菌纱布擦净病人伤口周围的血迹 （8）操作完毕，脱掉手套	• 确保伤口对齐，缝合美观 • 术中严格无菌操作配合熟练 • 剪线时注意安全，线头不要过短或过长 • 保持术野清晰
10. 告知病人注意事项 （1）洗脸时避开伤口，使患处保持干燥 （2）如口内有伤口应进温凉软食，避免刺激性食物 （3）术后7~10天复诊拆线	• 避免术后感染

续表

操作流程	要点与说明
11. 调节椅位　治疗结束后调节诊椅控制面板上的"椅位键"将至坐位，口杯内接水，待病人漱口后解下病人胸前治疗巾，送病人离开	
12. 整理用物 （1）清点器械：将所有污染物品送入清洗间，交消毒室护士按清洗消毒流程处理 （2）治疗椅终末消毒：用物体表面消毒液喷洒牙科诊椅的操作面板和治疗台面，用无纺布擦拭，诊椅上所有手柄、管道接口、面板处均更换覆膜或套袋（图45-2） 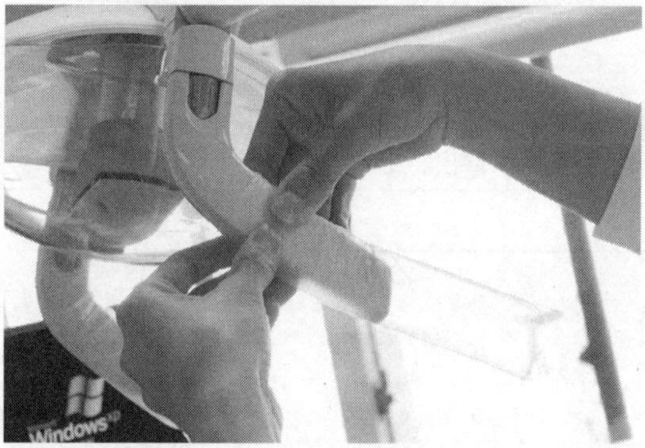	• 避免交叉感染

图 45-2　擦拭

【参考文件】

1. 葛媛丰. 口腔临床护理. 北京：人民卫生出版社，2008.

2. 王嘉德. 口腔医学实验教程. 第3版. 北京：人民卫生出版社，2008.

3. 邱蔚六. 口腔颌面外科学. 第6版. 北京：人民卫生出版社，2008.

【文件保留】　1年

【附件】　无

【质控要点】

1. 物品准备齐全。

2. 术中严格无菌操作配合熟练。

【文件交付】

1. 医疗副院长
2. 医务处处长
3. 护理部主任
4. 临床科室主任（口腔科）
5. 科护士长（所有）
6. 护士长（所有护理单元）

口腔外伤清创缝合术护理配合评分标准

科室：   姓名：

项目	总分	技术操作要求	权重				得分	备注
			A	B	C	D		
操作过程	90	洗手，戴口罩	4	3	2	0		
		核对病人	4	3	2	0		
		解释并评估	4	3	2	0		
		准备并检查用物	6	4	2	0		
		常规术前准备	10	6	2	0		
		配合医师冲洗伤口	10	6	2	0		
		缝合前准备用物	10	6	2	0		
		戴无菌手套	8	6	3	0		
		缝合术中配合	12	8	4			
		告知病人注意事项	10	6	2	0		
		调节椅位	6	4	2	0		
		整理用物	6	4	2	0		
评价	10	术中与医师配合默契	5	3	1	0		
		清创彻底	5	3	1	0		
总分	100							

主考教师：   考核日期：

四十六、 超声骨刀手术中的护理配合

chair side assisting techniques during
the ultrasonic bone surgery

【目的与适用范围】

制定本规章与流程的目的是规范口腔科手术室护士配合医师使用超声骨刀时应遵循的操作流程，以保证医师手术顺利进行。

【规章】 无

【名词释义】 无

【流程】

（一）必需品

超声骨刀、超声骨刀器械盒（骨刀手柄、工作尖、工作尖专用钥匙）、供水导管、无菌手套、无菌手术衣、手术包、无菌持物钳、棉签、一次性5ml注射器、一次性口腔器械盒、一次性口杯、一次性无纺布、骨填充材料（0.25g、0.5g）、可吸收生物膜、4℃的0.9%氯化钠注射液、安尔碘皮肤消毒剂、2%盐酸利多卡因注射液、75%乙醇棉球、物体表面消毒剂、漱口水。

（二）操作

操作流程	要点与说明
1. 洗手，戴口罩	
2. 核对病人　请病人说出姓名及治疗项目，护士复述其姓名及治疗项目，两名医护人员共同持病人就诊卡和治疗单，核对病人姓名、性别、年龄、就诊卡号、治疗项目及治疗部位	• 保证病人正确和牙位正确

操作流程	要点与说明
3. 解释并评估 协助病人躺在综合治疗椅上，向病人解释手术过程和目的，评估病人的情绪	• 取得病人的配合
4. 准备并检查用物 （1）检查各种物品在有效期内，一次性物品外包装完整，型号准确，手术包灭菌指示胶带变色 （2）核对药名、浓度、剂量、用法、时间正确；检查在有效期之内；无变色、沉淀、混浊、絮状物；瓶装药液瓶口无松动，瓶体无裂痕；袋装药液外包装密封完整，无渗漏	• 物品准备齐全
5. 术前准备 （1）将 10ml 漱口液倒入一次性口杯内，嘱病人含漱 1 分钟后吐于左前方的痰盂内，将一次性口杯置于杯架上 （2）取一次性治疗盘，打开治疗盘，取出治疗巾系于病人胸前 （3）将强吸管和弱吸管分别插入吸引器导管插口内 （4）按下诊椅控制面板的"椅位键"调节牙科诊椅的椅位，治疗上颌牙时上颌平面与地平面大致呈 45°，治疗下颌牙时椅背与地面大致呈 30°角；调节手术灯的照射方向，使病人患处位于灯光照射的中心 （5）遵医嘱抽取局麻药，放入一次性器械盒内待用 （6）将蘸有安尔碘的棉签和 75%乙醇棉球 5~7 个放在一次性器械盒内待用	
6. 超声骨刀准备 （1）连接电源线，将电源线三向插头一端插入电源，将另一端插入超声骨刀后部的电源插孔 （2）将专用输液架插到超声骨刀后部左侧的圆孔内 （3）将 4℃的 0.9%氯化钠注射液瓶身套网套后打开瓶盖，用安尔碘棉签由瓶盖中心向外消毒瓶塞顶部及周围，待干 （4）取一支供水管，检查其有效期和包装有无破损 （5）打开供水管包装，将供水管的针头端从包装中取出，从瓶塞中心刺入瓶中，连接超声骨刀的接口端留在包装内待用，关闭水止 （6）将 0.9%氯化钠注射液瓶挂在输液架上 （7）将供水管橡胶段压入蠕动泵内，方向为从左侧进入，右侧伸出 （8）打开超声骨刀后部电源开关	• 正确安装超声骨刀 • 供水管的针头端从瓶塞中心刺入点刺入，防止发生针刺伤
7. 穿手术衣，戴无菌手套	

操作流程	要点与说明
8. 准备手术台 （1）巡台护士将无菌包平放在操作台上，手捏包布一角外侧面，按上、右、左、下的顺序依次打开无菌包 （2）取出手术包内的吸引器导管布套或吸引器导管塑料套，将套口撑开，由巡台护士手持吸引器导管，将导管自开口处伸入套内，将吸引器插入导管插口处，用巾钳固定（图 46-1、图 46-2）	• 防止污染手术包 • 避免污染吸引管

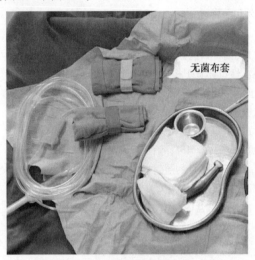

图 46-1　吸唾器导管布套

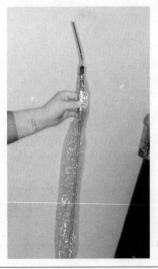

图 46-2　吸唾器导管塑料套

操作流程	要点与说明
（3）巡台护士按下超声骨刀控制面板上的"TEST"键进行机器的测试，机器无报警后重复测试一次。打开导水管水止	• 保证机器正常运转
9. 术中配合医师暴露牙槽骨 （1）右手持拉钩牵拉病人口角，左手持吸引器吸净口腔内的唾液，暴露出手术部位 （2）待医师翻开龈瓣暴露出牙槽骨时，右手换骨膜分离器分开龈瓣，左手持吸引器吸净口腔内血液	• 及时吸引避免病人术中误吸
10. 术中配合医师切割骨组织 （1）医师充分暴露骨组织后，遵医嘱将医师挑选出的工作尖用专用钥匙旋入超声骨刀手柄前端的插孔内，旋紧后轻踩脚闸，待冷却水从手机前端出水孔呈雾状喷出后产生超声波时松开脚闸，将手柄递给医师（图46-3） （2）医师切割骨组织时，右手持骨膜分离器分开龈瓣，左手持吸引器吸走口腔内血液和冷却水 （3）术中遵医嘱更换各种工作尖，用过的工作尖置于不锈钢小碗内 图46-3　旋入工作尖	• 配合超声骨刀手术需要两名护士，一名巡台护士负责台下工作，另一名配合护士需更换无菌手术衣上台配合 • 要求配合护士动作熟练，术中严格无菌操作
11. 巡台护士调节功率和水量　巡台护士术中遵医嘱调节超声骨刀的功率和出水量（通过点击超声骨刀控制面板上的▲▼键调节大小）	• 巡台护士及时调节出水量
12. 巡台护士配合传递骨膜或骨粉 （1）待医师将牙槽骨形态制备完毕后，巡台护士遵医嘱准备人工骨粉和人工骨膜：首先检查人工骨粉（膜）的外包装，核对名称、有效期、规格；打开外包装，取出内包装，检查包装有无破损；左手握住内包装盒下端体部，右手捏住包装盒表面易撕口处的覆膜，轻轻撕开，完全暴露出盒内的内容物，递到操作台旁，不可横跨无菌区	

续表

操作流程	要点与说明
(2) 取出无菌包装，手不可接触包装外部。打开骨粉（膜）的无菌包装，倒入钛碗内 (3) 左手持钛碗置于病人右口角旁，右手持骨膜分离器分开龈瓣，暴露术区，植骨过程中不可吸引，以免吸引器吸走已植入的骨粉或骨膜	
13. 配合医师缝合 (1) 待医师植骨完毕将龈瓣复位后，左手持缝合针，针尖向左，右手持持针器夹住缝合针的中右 1/3 处，锁死。左手持持针器的关节处，递给医师，感觉医师已握紧持针器后方可松手 (2) 左手持吸引器轻吸切口周围的血液及唾液，右手持眼科剪准备剪线 (3) 待医师将缝线打结后，剪断缝线，口内线头长度以 5mm 左右为宜	
14. 调节椅位 手术结束后，取下病人身上的铺巾与孔巾放于治疗台上，覆盖治疗台，调节诊椅控制面板上的"椅位键"将诊椅调至坐位，口杯内放水，嘱病人轻轻漱口，漱掉口内残留的血块，并将病人口角血迹擦拭干净	
15. 告知病人注意事项 (1) 手术当天不要刷牙漱口，吃温凉软食 (2) 术后 24 小时唾液内有少量血丝属于正常现象，如伤口内不断有新鲜血液流出应及时复诊 (3) 术后避免剧烈活动 (4) 如果术后剧烈疼痛及时就诊 (5) 术后 7~10 天复诊拆线 (6) 送病人离开	
16. 整理用物 (1) 手术结束后，拔下吸引器，将所有器械收回治疗盘内并清点数目 (2) 脱无菌手套和手术衣 (3) 戴一次性检查手套关闭超声骨刀机器电源，拔下电源线，脚闸线和输液架，用无纺布蘸取物体表面消毒液进行擦拭，清洁完毕后收起，放置于固定位置 (4) 用专用钥匙从手柄上拆下工作尖，用纱布包裹，防止与其他金属物品碰撞摩擦造成折断	• 避免交叉感染 • 术后设备养护到位确保超声骨刀完好备用 • 保护工作尖，防止磨损

操作流程	要点与说明
（5）用 50ml 注射器抽取蒸馏水，将针头从手柄尾部进水口处插入，推动针栓用蒸馏水反复冲洗管道（至少 200ml）	• 清洁手柄水路，防止手柄内残留 0.9% 氯化钠注射液干燥后产生氯化钠结晶，影响手柄的正常工作
（6）将所有污染物品送入清洗间，交消毒室护士按清洗消毒流程处理	• 超声骨刀手柄内管道易阻塞，使用完毕后应及时用蒸馏水反复冲洗，禁止放入清洗机清洗
（7）用物体表面消毒液喷洒牙科诊椅的操作面板和治疗台面，用无纺布擦拭，诊椅上所有手柄、管道接口、面板处均更换覆膜或套袋（图 46-4） 图 46-4　擦拭	• 避免交叉感染
（8）脱手套，洗手，填写记录本	

【参考文件】

1. 葛媛丰. 口腔临床护理. 北京：人民卫生出版社，2008.

2. 王嘉德. 口腔医学实验教程. 第 3 版. 北京：人民卫生出版社，2008.

3. 邱蔚六. 口腔颌面外科学. 第 6 版. 北京：人民卫生出版社，2008.

4. 张志君. 口腔设备学. 第 3 版. 北京：人民卫生出版社，2008.

【文件保留】　1 年

【附件】 无

【质控要点】

1. 物品准备齐全。
2. 术中严格无菌操作配合熟练。
3. 术后设备养护到位确保超声骨刀完好备用。

【文件交付】

1. 医疗副院长
2. 医务处处长
3. 护理部主任
4. 临床科室主任（口腔）
5. 科护士长（所有）
6. 护士长（所有护理单元）

超声骨刀手术的护理配合评分标准

科室：   姓名：

项目	总分	技术操作要求	权重				得分	备注
			A	B	C	D		
操作过程	90	洗手，戴口罩	4	3	2	0		
		核对病人	4	3	2	0		
		解释并评估	4	3	2	0		
		准备并检查手术用物	6	4	2	0		
		术前准备	6	4	2	0		
		超声骨刀准备	6	4	2	0		
		穿手术衣，戴无菌手套	6	4	2	0		
		准备手术台	6	4	2	0		
		术中配合医师暴露牙槽骨	6	4	2	0		
		术中配合医师切割骨组织	8	6	3	0		
		巡台护士调节功率和水量	6	4	2	0		
		巡台护士配合传递骨膜或骨粉	6	4	2	0		
		配合医师缝合	6	4	2	0		

续表

项目	总分	技术操作要求	权重				得分	备注
			A	B	C	D		
操作过程	90	调节椅位	4	3	2	0		
		告知病人注意事项	4	3	2	0		
		整理用物	8	6	3	0		
评价	10	两名护士术中与医师配合熟练	4	3	2	0		
		手柄管路清洗彻底	4	3	2	0		
		保护工作尖，防止磨损	2	1	0	0		
总分	100							

主考教师：   考核日期：

四十七、 口腔种植术护理配合

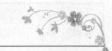

chair side assisting techniques during dental implant surgery

【目的与适用范围】

制定本规章与流程的目的是规范口腔科手术室护士配合口腔种植手术时应遵循的操作流程，以保证手术顺利进行。

【规章】 无

【名词释义】 无

【流程】

（一）必需品

种植机、种植手机、种植机手柄线、高速涡轮手机、种植手术器械盒（先锋钻、定位钻、指示杆、扩孔钻、肩台成型钻、植体携带器、扭矩扳手、延长杆、内六角扳手，深度测量杆）、手术包、无菌持物钳、棉签、供水导管、无菌手套、无菌手术衣、一次性口杯、一次性5ml注射器、一次性口腔器械盒、一次性无纺布、4℃的0.9%氯化钠注射液、安尔碘皮肤消毒剂、2%盐酸利多卡因注射液、75%乙醇棉球、物体表面消毒剂、漱口液。

（二）操作

操作流程	要点与说明
1. 洗手，戴口罩	
2. 核对病人 请病人说出姓名及治疗项目，护士复述其姓名及治疗项目，两名医护人员共同持病人就诊卡和治疗单，核对病人姓名、性别、年龄、就诊卡号、治疗项目及治疗部位	• 保证病人正确和牙位正确

操作流程	要点与说明
3. 解释并评估 协助病人躺在综合治疗椅上，向病人解释手术过程和目的，评估病人的情绪	• 取得病人的配合
4. 准备并检查用物 （1）检查各种物品在有效期内，外包装完整，无潮湿、破损，手术包灭菌指示胶带变色 （2）核对药名、浓度、剂量、用法、时间正确；检查在有效期之内；无变色、沉淀、混浊、絮状物；瓶装药液瓶口无松动，瓶体无裂痕；袋装药液外包装密封完整，无渗漏	• 物品准备齐全
5. 术前常规准备 （1）将 10ml 漱口液倒入一次性口杯内，嘱病人含漱 1 分钟后吐于左前方的痰盂内，将一次性口杯置于杯架上 （2）取一次性口腔器械盒，打开治疗盘，取出治疗巾系于病人胸前 （3）按下诊椅控制面板的"椅位键"调节牙科诊椅的椅位，治疗上颌牙时上颌平面与地面大致呈 45°，治疗下颌牙时椅背与地面大致呈 30° 角 （4）调节手术灯的照射方向，使病人患处位于灯光照射的中心 （5）遵医嘱抽取局麻药，放在一次性口腔器械盒内 （6）将蘸有安尔碘的棉签和 75% 乙醇棉球 5~7 个放在一次性口腔器械盒内待用	• 确保医师手术时视野清晰
6. 种植机准备 （1）连接电源线：将电源线三向插头一端插入电源，将另一端插入种植机后部的电源插孔 （2）将种植机专用输液架插到种植机后部左侧的圆孔内，连接供水管 （3）将 4℃ 的 0.9% 氯化钠注射液瓶身套网套后打开瓶盖，用安尔碘棉签由瓶盖中心向外消毒瓶塞顶部及周围，待干 （4）取一支供水管，检查其有效期和包装有无破损 （5）打开供水管包装，将供水管的针头端从包装中取出，从瓶塞中心刺入点刺入瓶中，连接种植手机的接口端留在包装内待用 （6）将 0.9% 氯化钠注射液挂在输液架上	• 正确安装种植机 • 0.9% 氯化钠注射液保证温度在 4℃ 左右，达到冷却的目的 • 供水管的针头端从瓶塞中心刺入点刺入瓶中防止发生针刺伤

操作流程	要点与说明
（7）将供水管橡胶段压入蠕动泵内，方向为从左侧进入，右侧伸出 （8）打开种植机后部电源开关，待用	• 将供水管压入蠕动泵方向正确
7. 穿手术衣，戴无菌手套	
8. 准备手术台 （1）巡台护士检查手术无菌包的名称、在有效期内、灭菌指示带变色，包布无潮湿、破损。将无菌包平放在操作台上，手捏包布一角外侧面，按上、右、左、下的顺序依次打开无菌包	• 避免污染包布内面
（2）取出手术包内的一次性吸引器导管或一次性吸引器塑料套，将套口撑开，由巡台护士手持吸引器导管，将导管自开口处伸入套内，或将一次性吸引器导管插入导管插口处，用巾钳或止血钳固定（图47-1、图47-2）	• 避免污染吸引管

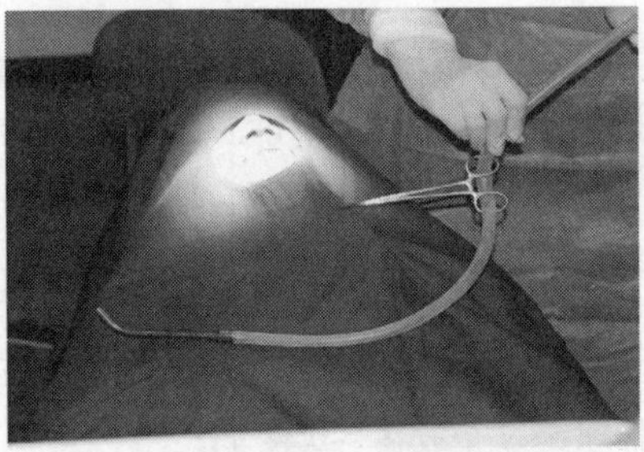

图47-1　一次性吸引器导管

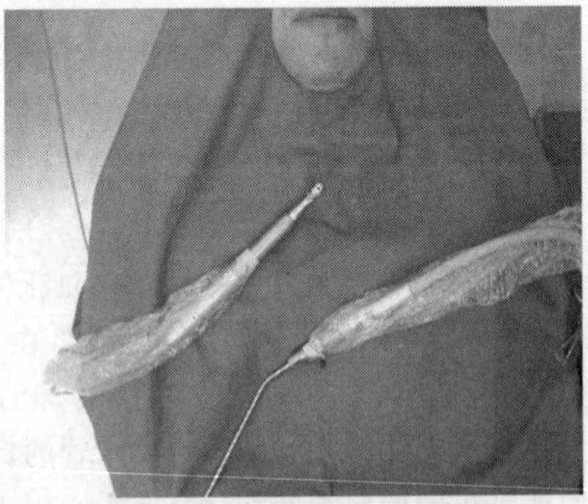

图47-2　一次性吸引器塑料套

| （3）巡台护士按下种植机控制面板上的"P1"键和蠕动泵开关 | • 保证机器术中正常运转 |

操作流程	要点与说明
9. 术中配合医师暴露骨组织 （1）待医师切开软组织，右手持拉钩牵拉病人口角，左手持吸引器吸净口腔内的唾液，暴露出手术部位 （2）待医师翻瓣暴露骨组织，右手持骨膜分离器分开龈瓣，左手持吸引器吸净口腔内血液	• 及时吸引避免病人术中误吸
10. 术中配合医师定位 （1）待医师充分暴露骨组织后，将定位钻装入种植手机钻针孔，轻踩脚闸，待冷却水从手机前端出水孔喷出后松开脚闸，将手机递给医师（图47-3） **图47-3 冷却水从手机前端出水孔喷出** （2）医师钻定位孔时，右手持骨膜分离器分开龈瓣，左手持吸引器吸走口腔内血液和冷却水	• 配合护士需操作熟练，与医师配合默契，术中严格无菌操作
11. 术中配合医师制备种植窝 （1）为医师更换先锋钻，右手持吸引器吸走口腔内血液和冷却水，左手持方向指示杆置于病人口角旁以备医师随时取用 （2）先锋钻使用完毕后，将扩孔钻装入手机钻针孔内，右手持吸引器吸走口腔内血液和冷却水，左手持方向指示杆置于病人口角旁以备医师随时取用，术中医师逐级扩孔时，均要提前更换扩孔钻，直至种植窝制备完毕，换下的污染车针置于不锈钢小碗内	

操作流程	要点与说明
12. 传递种植体 （1）医师将种植窝形态制备完毕后，巡台护士遵医嘱准备种植体：首先检查种植体的外包装，核对名称、有效期、规格；打开外包装，取出内包装，检查包装有无破损；左手握住内包装盒下端体部，右手捏住包装盒表面易撕口处的覆膜，轻轻撕开，完全暴露出盒内的内容物，传递到操作台旁，不可横跨无菌区 （2）取出无菌包装，打开种植体无菌包装，左手持包装下端置于病人右口角处待医师取用	• 口腔种植手术须两名护士同时配合，一名巡台护士负责台下工作，另一名配合护士须换无菌手术衣上台配合医师完成手术
13. 配合医师植入种植体 （1）将机用植体携带器装入手机钻针孔内传递给医师 （2）待医师将种植体植入种植窝内，将扭矩扳手递给医师精细调整植体深度（图 47-4） **图 47-4　扭矩扳手**	
14. 配合医师安装愈合帽 （1）将手用六角扳手传递给医师 （2）左手持种植体无菌包装下端置于病人右口角处待医师取用愈合帽	
15. 配合医师缝合 （1）待医师将龈瓣复位后，左手持缝合针，针尖向左，右手持持针器夹住缝合针的中右 1/3 处，锁死后由左手握持。左手持持针器的关节处，递给医师，感觉医师已握紧持针器后方可松手 （2）医师缝合伤口时，左手持吸引器轻吸切口周围的血液及唾液，右手持眼科剪协助剪线 （3）待医师将缝线打结后，剪断缝线，口内线头长度以 5mm 左右为宜	

操作流程	要点与说明
16. 调节椅位　手术结束后,取下病人身上的铺巾与孔巾放于治疗台上,覆盖治疗盘,调节诊椅控制面板上的"椅位键"将诊椅调至坐位,口杯内放水,嘱病人轻轻漱口,漱掉口内残留的血块	
17. 告知病人注意事项 (1) 术后 24 小时唾液内有少量血丝属于正常现象,如伤口内不断有新鲜血液流出应及时复诊 (2) 手术当天不要刷牙漱口,吃温凉软食 (3) 术后 7~10 天复诊拆线	• 避免术后感染
18. 整理用物 (1) 手术结束后,拔下吸引器,将所有器械收回治疗盘内清点手术中所用器械,清点种植器械盒中物品 (图 47-5) 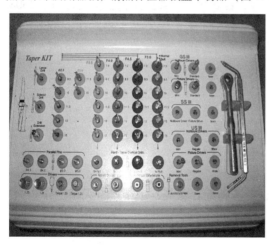 图 47-5　清点种植器械盒 (2) 脱无菌手套和手术衣 (3) 戴一次性检查手套,关闭种植机电源,拔下电源线,脚闸线和输液架,喷洒物体表面消毒液,用无纺布进行擦拭机器,保持种植机备用状态,放置于固定位置 (4) 将所有污染物品送入清洗间,交消毒室护士按清洗消毒流程处理	 • 保证种植机完好备用

续表

操作流程	要点与说明
(5) 用物体表面消毒液喷洒牙科诊椅的操作面板和治疗台面，用无纺布擦拭，所有手柄、管道接口、面板处均更换覆膜或套袋	
(6) 脱手套，洗手，填写手术记录本，包括如实记录病人姓名、医师姓名、手术名称、手术用物、麻药名称、麻醉方式、无菌物品消毒地点及方式，最后将无菌包内的消毒效果指示卡粘贴在记录本上	

【参考文件】

1. 葛嫄丰. 口腔临床护理. 北京：人民卫生出版社，2008.
2. 王嘉德. 口腔医学实验教程. 第 3 版. 北京：人民卫生出版社，2008.
3. 邱蔚六. 口腔颌面外科学. 第 6 版. 北京：人民卫生出版社，2008.
4. 张志君. 口腔设备学. 第 3 版. 北京：人民卫生出版社，2008.

【文件保留】 1 年

【附件】 无

【质控要点】

1. 物品准备齐全。
2. 配合护士需操作熟练，与医师配合默契，术中严格无菌操作。

【文件交付】

1. 医疗副院长
2. 医务处处长
2. 护理部主任
3. 临床科室主任（口腔科）
4. 科护士长（所有）
5. 护士长（所有护理单元）

口腔种植术护理配合评分标准

科室：　　　　　　　　　　　　　　　　　　　　　　　　姓名：

项目	总分	技术操作要求	权重				得分	备注
			A	B	C	D		
操作过程	90	洗手，戴口罩	2	1	0	0		
		核对病人	4	3	2	0		
		解释并评估	2	1	0	0		
		准备并检查手术用物	6	4	2	0		
		术前常规准备	4	3	2	0		
		种植机准备	6	4	2	0		
		穿无菌衣，戴无菌手套	4	3	2	0		
		准备手术台	6	4	2	0		
		术中配合医师暴露骨组织	6	4	2	0		
		术中配合医师定位	6	4	2	0		
		术中配合医师制备种植窝	6	4	2	0		
		传递种植体	6	4	2	0		
		配合医师植入种植体	6	4	2	0		
		配合医师安装愈合帽	6	4	2	0		
		配合医师缝合	6	4	2	0		
		调节椅位	4	3	2	0		
		告知病人注意事项	4	3	2	0		
		整理用物	6	4	2	0		
评价	10	两名护士术中与医师配合熟练	5	3	1	0		
		术前设备准备到位	5	3	1	0		
总分	100							

主考教师：　　　　　　　　　　　　　　　　　考核日期：

四十八、 口腔种植术（潜入式） 上部修复的护理配合

chair side assisting techniques on prosthesis and submerged implants

【目的与适用范围】

制定本规章与流程的目的是规范口腔科手术室护士配合口腔种植术（潜入式）上部修复时应遵循的操作流程，以保证手术顺利进行。

【规章】 无

【名词释义】 无

【流程】

（一）必需品

牙龈环钻、愈合基台、修复基台、转移杆、替代体、前牙洁治器、扳手、种植专用扳手一套、按系统准备相应修复工具盒、手术包、棉签、无菌手套、一次性5ml注射器2支、一次性口杯、一次性托盘、一次性口腔器械盒、一次性无纺布、安尔碘皮肤消毒剂、2%盐酸利多卡因注射液、75%乙醇棉球、0.9%氯化钠注射液、物体表面消毒剂、漱口液、比色板、镜子、无菌凡士林、硅橡胶印模材。

（二）操作

1. 二期手术术中配合

操作流程	要点与说明
（1）洗手，戴口罩	
（2）核对病人　请病人说出姓名及治疗项目，护士复述其姓名及治疗项目，两名医护人员共同持病人就诊卡和治疗单，核对病人姓名、性别、年龄、就诊卡号、治疗项目及治疗部位	• 保证病人正确和牙位正确

操作流程	要点与说明
（3）解释并评估 协助病人躺在综合治疗椅上，向病人解释手术过程和目的，评估病人的情绪	• 取得病人的配合
（4）准备并检查用物 1）检查各种物品在有效期内，外包装完整，无潮湿、破损，型号准确，手术包灭菌指示胶带变色 2）核对药名、浓度、剂量、用法、时间正确；检查在有效期之内；无变色、沉淀、混浊、絮状物；瓶装药液瓶口无松动，瓶体无裂痕；袋装药液外包装密封完整，无渗漏	• 准备物品齐全
（5）术前准备 1）将 10ml 漱口液倒入一次性口杯内，嘱病人含漱 1 分钟后吐于左前方的痰盂内，将一次性口杯置于杯架上 2）取一次性口腔器械盒，打开治疗盘，取出治疗巾系于病人胸前 3）按下诊椅控制面板的"椅位键"调节牙科诊椅的椅位，治疗上颌牙时上颌平面与地平面大致呈 45°，治疗下颌牙时椅背与地面大致呈 30° 角 4）调节手术灯的照射方向，使病人患处位于灯光照射的中心 5）遵医嘱抽取局麻药，放入一次性口腔器械盒内 6）将安尔碘棉签和 75% 乙醇棉球 5~7 个放在一次性口腔器械盒内待用	• 确保医师手术时视野清晰
（6）戴无菌手套	
（7）二期手术术中配合 1）局部消毒：75% 乙醇棉球消毒口周，铺孔巾，连接吸引器 2）保护病人口周：无菌凡士林涂病人口角 3）术中传递器械 ①待医师麻醉后，传递手术刀（图 48-1） 图 48-1 手术刀	• 保护病人口角 • 熟悉手术过程

续表

操作流程	要点与说明
②待医师切开软组织，传递骨膜分离器给医师进行翻瓣，暴露种植体愈合帽（图48-2） 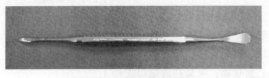 图48-2　骨膜分离器 4）术中保持术野清晰：如医师使用黏膜环钻，应持吸引器随时吸净病人口腔内的血液和唾液，充分暴露术区 5）冲洗伤口：将已抽好的0.9%氯化钠注射液传递给医师冲洗伤口并及时吸引 6）安装种植专用器械 ①待医师去除愈合帽上方的多余骨质，将六角扳手传递给医师旋出愈合帽 ②将愈合基台固定于六角扳手上，传递给医师安装愈合基台（图48-3、图48-4） 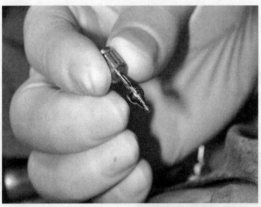 图48-3　将愈合基台固定于六角扳手上	• 术中传递器械准确 • 术中配合熟练，严格无菌操作

操作流程	要点与说明
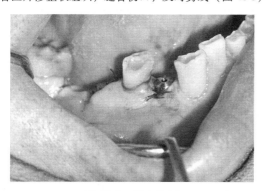 图48-4　安装愈合基台 7）协助医师缝合伤口 ①配合医师修整软组织，缝合伤口，及时剪线（图48-5） 图48-5　缝合伤口 ②待医师缝合完毕传递无菌纱布压迫止血，嘱病人咬紧	
（8）告知病人术后注意事项 1）嘱病人纱布咬住40分钟后吐掉 2）术后24小时内术区有少量出血可自行停止，如出血不止及时就诊 3）嘱病人手术当天进温凉饮食，术后1~2周内进流食或半流食，禁热、硬及刺激性食物，忌烟、酒，忌用术侧咀嚼食物，以免伤口裂开 4）手术当天勿刷牙，次日起可刷牙，要注意保护伤口，进食后用清水漱口 5）嘱病人术后7~10天拆线	• 避免术后感染

续表

操作流程	要点与说明
6）病人如果感觉愈合基台有松动，应及时就诊重新拧紧避免误吞误吸	
7）嘱病人术后 6~8 周复诊进行上部修复	
（9）调节椅位 治疗结束后调节诊椅控制面板上的"椅位键"将诊椅调至坐位，口杯内接水，待病人漱口后解下病人胸前治疗巾，送病人离开	
（10）整理用物 1）将所有污染物品送入清洗间，交消毒室护士按清洗消毒流程处理 2）用物体表面消毒液喷洒牙科诊椅的操作面板和治疗台面，用无纺布擦拭，诊椅上所有手柄、管道接口、面板处均更换覆膜或套袋	• 避免交叉感染

2. 上部修复术术中配合——制取印模

操作流程	要点与说明
（1）洗手，戴口罩	
（2）核对病人　请病人说出姓名及过敏史，与医师共同持病人就诊卡和病历核实病人姓名、性别、病历号、年龄和手术内容	• 保证病人正确和牙位正确
（3）解释并评估　协助病人躺在综合治疗椅上，向病人解释手术过程和目的，评估病人的情绪	• 取得病人的配合
（4）准备并检查用物 1）检查各种物品在有效期内，外包装完整，无潮湿、破损，型号准确 2）核对药名、浓度、剂量、用法、时间正确；检查在有效期之内；无变色、沉淀、混浊、絮状物；瓶装药液瓶口无松动，瓶体无裂痕；袋装药液外包装密封完整，无渗漏	• 准备物品齐全
（5）术前准备 1）将 10ml 漱口液倒入一次性口杯内，嘱病人含漱 1 分钟后吐于左前方的痰盂内，将一次性口杯置于杯架上 2）取一次性口腔器械盒，打开治疗盘，取出治疗巾系于病人胸前	

续表

操作流程	要点与说明
3）按下诊椅控制面板的"椅位键"调节牙科诊椅的椅位，治疗上颌牙时上颌平面与地平面大致呈45°，治疗下颌牙时椅背与地面大致呈30°角 4）调节手术灯的照射方向，使病人患处位于灯光照射的中心 5）遵医嘱抽取局麻药，放入一次性口腔器械盒内 6）将安尔碘棉签和75%乙醇棉球5~7个放在一次性口腔器械盒内待用	• 确保医师手术时视野清晰
（6）戴无菌手套	
（7）上部修复术制取印模术中配合 1）局部消毒：75%乙醇棉球消毒口周，铺孔巾，连接吸引器 2）保护病人口周：无菌凡士林涂病人口周 3）术中传递器械：传递专用六角扳手，医师卸下愈合基台 4）冲洗牙龈袖口：将已抽好的0.9%氯化钠注射液传递给医师冲洗牙龈袖口 5）术中保持术野清晰：及时吸引保持手术视野清晰 6）安装种植专用器械：安放转移杆（图48-6、图48-7） 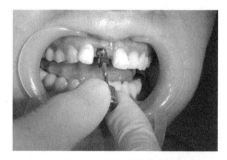 图48-6 安放转移杆 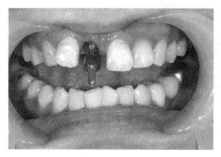 图48-7 安放转移杆	

续表

操作流程	要点与说明
7）制取印模：调制聚醚印模材，放入一次性托盘和印模注射器内，将装有聚醚印模材的注射器传递给医师推注在转移杆周围，随后医师取印模（图48-8） 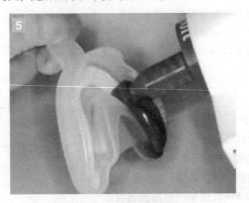 图48-8　调制聚醚印模材 8）安装种植专用器械：待印模干燥后从口内取出，协助医师再次冲洗牙龈袖口，安装新愈合基台，将替代体安装在转移杆上。制取对口印模，并根据病人咬合情况做咬合记录（图48-9） 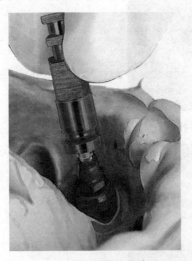 图48-9　安装替代体 9）印模满意后，送技工室制作	• 印模材料不同，配合步骤有所不同

操作流程	要点与说明
（8）告知病人注意事项 1）嘱病人两周后复诊 2）如有不适及时就诊	
（9）调节椅位　治疗结束后调节诊椅控制面板上的"椅位键"将诊椅调至坐位，口杯内接水，待病人漱口后解下病人胸前治疗巾，送病人离开	
（10）整理用物 1）将所有污染物品送入清洗间，交消毒室护士按清洗消毒流程处理 2）用物体表面消毒液喷洒牙科诊椅的操作面板和治疗台面，用无纺布擦拭，诊椅上所有手柄、管道接口、面板处均更换覆膜或套袋	● 避免交叉感染

3. 上部修复术术中配合——戴修复体

操作流程	要点与说明
（1）洗手，戴口罩	
（2）核对病人　请病人说出姓名及过敏史，与医师共同持病人就诊卡和病历核实病人姓名、性别、病历号、年龄和手术内容	● 保证病人正确和牙位正确
（3）解释并评估　协助病人躺在综合治疗椅上，向病人解释手术过程和目的，评估病人的情绪	● 取得病人的配合
（4）准备并检查用物 1）检查各种物品在有效期内，外包装完整，无潮湿、破损，型号准确 2）核对药名、浓度、剂量、用法、时间正确；检查在有效期之内；无变色、沉淀、混浊、絮状物；瓶装药液瓶口无松动，瓶体无裂痕；袋装药液外包装密封完整，无渗漏	● 准备物品齐全
（5）术前准备 1）将10ml漱口液倒入一次性口杯内，嘱病人含漱1分钟后吐于左前方的痰盂内，将一次性口杯置于杯架上 2）取一次性口腔器械盒，打开治疗盘，取出治疗巾系于病人胸前	

操作流程	要点与说明
3）按下诊椅控制面板的"椅位键"调节牙科诊椅的椅位，治疗上颌牙时上颌平面与地平面大致呈 45°，治疗下颌牙时椅背与地面大致呈 30°角 4）调节手术灯的照射方向，使病人患处位于灯光照射的中心 5）遵医嘱抽取局麻药，放入一次性口腔器械盒内 6）将安尔碘棉签和 75%乙醇棉球 5~7 个放在一次性口腔器械盒内待用	• 确保医师手术时视野清晰
（6）戴无菌手套	
（7）上部修复术戴冠术中配合 1）局部消毒：75%乙醇棉球消毒口周，铺孔巾，连接吸引器 2）保护病人口周：无菌凡士林涂病人口周 3）术中传递器械：传递专用六角扳手，医师卸下愈合基台 4）冲洗牙龈袖口：将已抽好的 0.9%氯化钠注射液传递给医师冲洗牙龈袖口 5）术中保持术野清晰：及时吸引保持手术视野清晰 6）安装种植专用器械：将修复基台安装在病人口内（图 48-10） 图 48-10　安装修复基台 7）医师试戴修复体时准备咬合纸 8）待医师试戴完毕，协助抛光，粘接修复体	

续表

操作流程	要点与说明
（8）告知病人注意事项 1）当日尽量避免用患侧咀嚼 2）如有不适及时复诊	
（9）调节椅位 　　治疗结束后调节诊椅控制面板上的"椅位键"将诊椅调至坐位，口杯内接水，待病人漱口后解下病人胸前治疗巾，送病人离开	
（10）整理用物 1）将所有污染物品送入清洗间，交消毒室护士按清洗消毒流程处理 2）用物体表面消毒液喷洒牙科诊椅的操作面板和治疗台面，用无纺布擦拭，诊椅上所有手柄、管道接口、面板处均更换覆膜或套袋	• 避免交叉感染

【参考文件】

1. 葛媛丰. 口腔临床护理. 北京：人民卫生出版社，2008.

2. 王嘉德. 口腔医学实验教程. 第3版. 北京：人民卫生出版社，2008.

3. 邱蔚六. 口腔颌面外科学. 第3版. 北京：人民卫生出版社，2008.

4. 张志君. 口腔设备学. 第3版. 北京：人民卫生出版社，2008.

【文件保留】　1年

【附件】　无

【质控要点】

1. 物品准备齐全。

2. 术中配合熟练，严格无菌操作。

【文件交付】

1. 医疗副院长

2. 护理部主任

3. 临床科室主任（口腔科）

4. 科护士长（所有）

5. 护士长（所有护理单元）

口腔种植（潜入式）上部修复术护理配合评分标准

科室：　　　　　　　　　　　　　　　　　　　　　　　　姓名：

项目	总分	技术操作要求	权重				得分	备注
			A	B	C	D		
操作过程	90	洗手，戴口罩	4	3	2	0		
		核对病人	4	3	2	0		
		解释并评估	4	3	2	0		
		准备并检查用物	6	4	2	0		
		术前准备	4	3	2	0		
		戴无菌手套	4	3	2	0		
		局部消毒	6	4	2	0		
		保护病人口周	6	4	2	0		
		术中传递器械	8	6	3	0		
		术中保持术野清晰（及时吸引）	6	4	2	0		
		冲洗伤口	6	4	2	0		
		安装种植专用器械	10	6	2	0		
		协助医师缝合伤口/取印模/粘接修复体	6	4	2	0		
		告知病人注意事项	6	4	2	0		
		调节椅位	4	3	2	0		
		整理用物	6	4	2	0		
评价	10	护士与医师术中配合熟练	5	3	1	0		
		术前准备到位	5	3	1	0		
总分	100							

主考教师：　　　　　　　　　　　　　　　　　　考核日期：

四十九、 根管治疗术的护理配合

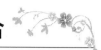

chair side assisting techniques during the endodontic therapy

【目的与适用范围】

制定本规章制度与流程的目的是规范口腔科护士配合根管治疗时应遵循的操作程序，以保证临床治疗顺利进行。

【规章】 无

【名词释义】 无

【流程】

（一）必需品

高速涡轮手机、慢速手机、根管长度测量仪、一次性 5ml 注射器 2 支、不锈钢小碗、一次性吸引器、扩大针、根管锉、镍钛锉、尺子、拔髓针、光滑髓针、髓针柄、水门汀充填器、冲洗器、螺旋充填器、侧方加压器、强吸管、牙胶尖、吸潮纸尖、一次性口腔器械盒、一次性口杯、一次性无纺布、0.9%氯化钠注射液、安尔碘皮肤消毒剂、2%盐酸利多卡因注射液、根管填充材、丁香油、氧化锌暂封材、根管润滑剂、速干手消毒剂、物体表面消毒剂、漱口液、酒精灯、火柴、纸巾。

（二）操作

操作流程	要点与说明
1. 洗手，戴口罩	
2. 核对病人　请病人说出姓名及治疗项目，护士复述其姓名及治疗项目，两名医护人员共同持病人就诊卡和治疗单，核对病人姓名、性别、年龄、就诊卡号、治疗项目及治疗部位	• 保证病人正确和牙位正确

续表

操作流程	要点与说明
3. 解释并评估　协助病人躺在综合治疗椅上，向病人解释手术过程和目的，评估病人的情绪	• 取得病人的配合
4. 准备并检查用物 (1) 检查各种物品在有效期内，外包装完整，无潮湿、破损 (2) 核对药名、浓度、剂量、用法、时间正确；检查在有效期之内；无变色、沉淀、混浊、絮状物；瓶装药液瓶口无松动，瓶体无裂痕；袋装药液外包装密封完整，无渗漏	• 用物准备齐全
5. 术前准备 (1) 将 10ml 漱口液倒入一次性口杯内，嘱病人含漱 1 分钟后吐于左前方的痰盂内，将一次性口杯置于杯架上 (2) 取一次性治疗盘，打开治疗盘，取出治疗巾系于病人胸前 (3) 将强吸管和弱吸管分别插入吸引器导管插口内 (4) 按下诊椅控制面板的"椅位键"调节牙科诊椅的椅位，治疗上颌牙时上颌平面与地平面大致呈 45°，治疗下颌牙时椅背与地面大致呈 30°角；调节手术灯的照射方向，使患处位于灯光照射的中心 (5) 遵医嘱抽取局麻药，放入一次性口腔器械盒内 (6) 将安尔碘棉签和 75% 乙醇棉球 5~7 个放在一次性口腔器械盒内待用	• 确保医师手术时视野清晰
6. 牙体预备配合　麻醉后牙体预备时护士右手持强吸管牵拉病人口角并吸除水雾，左手持吸引器吸净口内液体，暴露患牙	• 充分暴露患牙区域
7. 根管预备时的配合 (1) 协助医师去除牙髓 1) 将髓针柄顶端的固定帽拧松后将拔髓针插入，然后拧紧传递给医师 2) 协助医师清理拔髓针上的残髓 (2) 根管冲洗配合 1) 遵医嘱抽药液，将冲洗器置于一次性治疗盘内 2) 待医师将根管内的残髓除净后，左手持吸引器将其工作端置于磨牙后垫处，右手持冲洗器将针头伸入根管内，慢慢推动活塞，反复冲洗，直到流出液清亮无碎屑为止	• 熟悉治疗步骤，传递器械准确

续表

操作流程	要点与说明
（3）根管扩大配合 1）将15号根管扩大针递给医师，打开根管长度测量仪电源开关，将测量仪放在诊椅操作台上，使其液晶显示屏朝向医师 2）待医师确定根管工作长度后，用止动片将根管锉或镍钛锉逐一做好长度标记，按 $15^{\#}\rightarrow20^{\#}\rightarrow25^{\#}\rightarrow30^{\#}\rightarrow35^{\#}\rightarrow40^{\#}$ 的顺序置于治疗盘内 3）医师逐级扩大根管时，每更换一次根管锉或镍钛锉，随之用0.9%氯化钠注射液冲洗根管一次，并用吸引器吸净病人口内液体 （4）再次清洗根管 1）根管预备完成后，用0.9%氯化钠注射液逐一冲洗根管，直至流出液清亮无碎屑为止 2）医师清洗过程中，及时用吸引器吸净病人口内液体，避免病人因误吸而呛咳	• 术中配合熟练 • 传递器械时应在病人胸前区域内进行，避免在病人头面部传递器械，以确保安全
8. 根管封药 （1）配合擦干根管：遵医嘱准备吸潮纸尖，术中正确传递：右手持镊子，用其工作端夹住吸潮纸尖的色标处，夹紧后左手捏住镊子的近工作端，使工作端朝向自己，然后将镊子柄部递到医师手中，待医师握紧后松手（图49-1） 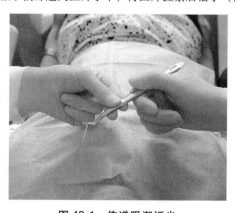 图49-1 传递吸潮纸尖 （2）配合根管封药：遵医嘱待医师将药物放入髓腔后，持水门汀充填器的钝刀端挖取与牙体缺损体积相等的氧化锌暂封材传递给医师	• 及时了解医师治疗思路，传递准确

续表

操作流程	要点与说明
9. 根管充填 （1）调制根充糊剂：遵医嘱调拌根充糊剂，根据患牙的根管数准备相应剂量的材料（根管充填材和丁香油），将材料置于清洁且干燥的玻璃调拌板或纸板上，顺一个方向旋转调和，至糊剂呈奶油状，收拢待用（图49-2） 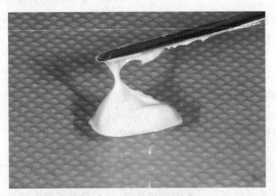 图 49-2　根充糊剂呈奶油状 （2）配合医师根管充填 1）安装螺旋充填器：右手握住慢速手机，拇指轻压车针孔后盖，将螺旋充填器尾端插入慢速手机车针孔内并锁死，将手机放入诊椅手机插孔内备用 2）标记牙胶尖长度：用尺子测量牙胶尖，根据患牙的工作长度用镊子的尖端在牙胶尖上做好标记，置于治疗盘中备用 3）协助医师导入根充糊剂 4）协助医师烫断牙胶尖：待医师充填完毕后，点燃酒精灯，将水门汀充填器的充填端置于火焰的外焰烧灼 5～10 秒，传递给医师烫断牙胶尖，同时将强吸管置于病人口角吸除烟雾 5）待医师将多余牙胶尖切除后，持水门汀充填器的钝刀端挖取与牙体缺损体积相等的氧化锌暂封材传递给医师（图49-3）	• 保证安全，防止烧伤

操作流程	要点与说明
 图 49-3 氧化锌暂封材递给医师	
10. 告知病人注意事项 （1）嘱病人回家后尽量不要用患侧咀嚼 （2）如有不适及时就诊 （3）术后剧烈疼痛及时就诊 （4）填充材料如有脱落及时就诊	
11. 调节椅位　治疗结束后调节诊椅控制面板上的"椅位键"将诊椅调至坐位，口杯内接水，待病人漱口后解下病人胸前治疗巾，送病人离开	
12. 整理用物 （1）将所有污染物品送入清洗间，交消毒室护士按清洗消毒流程处理 （2）用物体表面消毒液喷洒牙科诊椅的操作面板和治疗台面，用无纺布擦拭，诊椅上所有手柄、管道接口、面板处均更换覆膜或套袋	• 避免交叉感染

【参考文件】

1. 高学军. 临床龋病学. 第 2 版. 北京：北京大学出版社，2013.

2. 王嘉德. 口腔医学实验教程. 第 3 版. 北京：人民卫生出版社，2008.

3. 樊明文. 牙体牙髓病学. 第 3 版. 北京：人民卫生出版社，2008.

4. 葛媛丰. 口腔临床护理. 北京：人民卫生出版社，2008.

【文件保留】 1 年

【附件】 无

【质控要点】

1. 物品准备齐全。
2. 术中操作配合熟练。
3. 传递器械时应在病人胸前区域内进行，避免在病人头面部传递器械，以确保安全。

【文件交付】

1. 医疗副院长
2. 医务处处长
3. 护理部主任
4. 临床科室主任（口腔科）
5. 科护士长（所有）
6. 护士长（所有护理单元）

根管治疗术护理配合评分标准

科室：　　　　　　　　　　　　　　　　　　　　　　　　姓名：

项目	总分	技术操作要求	权重				得分	备注
			A	B	C	D		
操作过程	90	洗手，戴口罩	4	3	2	0		
		核对病人	6	4	2	0		
		解释并评估	6	4	2	0		
		准备并检查手术用物	6	4	2	0		
		术前准备	8	6	3	0		
		牙体预备配合	8	6	3	0		
		根管预备时的配合	10	6	2	0		
		根管封药	10	6	2	0		
		根管充填	10	6	2	0		

续表

项目	总分	技术操作要求	权重				得分	备注
			A	B	C	D		
操作过程	90	术后告知注意事项	8	6	3	0		
		调节椅位	6	4	2	0		
		整理用物	8	6	3	0		
评价	10	护士术中与医师配合熟练	5	3	1	0		
		术中传递器械手法正确	5	3	1	0		
总分	100							

主考教师：　　　　　　　　　　　　　考核日期：

五十、 制取硅橡胶印模材的护理配合

chair side assisting techniques on taking intraoral impressions using silicon impression materials

【目的与适用范围】

制定本规章与流程的目的是规范口腔科护士制取硅橡胶印模材时应遵循的操作程序，以保证临床治疗顺利进行。

【规章】 无

【名词释义】 无

【流程】

（一）必需品

高速涡轮手机、慢速手机、车针、抛光杯、排龈器、无菌剪刀、强吸管、排龈线、排龈器、一次性 5ml 注射器、一次性口腔器械盒、纸巾、一次性口杯、一次性弱吸管、一次性无纺布、一次性覆膜、一次性托盘、纸巾、2% 盐酸利多卡因注射液、安尔碘皮肤消毒剂、速干手消毒剂、75% 乙醇棉球、缩合型硅橡胶模材料套装、漱口液、凡士林、比色板、镜子。

（二）操作

操作流程	要点与说明
1. 洗手，戴口罩	
2. 核对病人 请病人说出姓名及治疗项目，护士复述其姓名及治疗项目，两名医护人员共同持病人就诊卡和治疗单，核对病人姓名、性别、年龄、就诊卡号、治疗项目及治疗部位	• 保证病人正确和牙位正确
3. 解释并评估 协助病人躺在综合治疗椅上，向病人解释手术过程和目的，评估病人的情绪	• 取得病人的配合

操作流程	要点与说明
4. 准备并检查用物 （1）检查各种物品在有效期内，外包装完整，无潮湿、破损 （2）核对药名、浓度、剂量、用法、时间正确；检查在有效期之内；无变色、沉淀、混浊、絮状物；瓶装药液瓶口无松动，瓶体无裂痕；袋装药液外包装密封完整，无渗漏	• 物品准备齐全
5. 术前准备 （1）将 10ml 漱口液倒入一次性口杯内，嘱病人含漱 1 分钟后吐于左前方的痰盂内，将一次性口杯置于杯架上 （2）取一次性治疗盘，打开治疗盘，取出治疗巾系于病人胸前 （3）将强吸管和弱吸管分别插入吸引器导管插口内 （4）按下诊椅控制面板的"椅位键"调节牙科诊椅的椅位，治疗上颌牙时上颌平面与地平面大致呈 45°，治疗下颌牙时椅背与地面大致呈 30°角；调节手术灯的照射方向，使病人患处位于灯光照射的中心 （5）遵医嘱抽取局麻药，放入一次性口腔器械盒内 （6）将安尔碘棉签和 75%乙醇棉球 5~7 个放在一次性口腔器械盒内待用	• 确保医师手术时视野清晰
6. 牙体预备配合 （1）提前告知病人麻醉后牙体预备术中如感到不适可举手示意医师，不可突然闭口，以免车针划伤病人口腔软组织 （2）取高速涡轮手机，检查其有效期，包装有无破损，无误后撕开包装，将其插入牙科诊椅的手机接口上备用 （3）牙体预备时，右手持强吸管牵拉病人口角并吸除水雾，左手持弱吸管吸除病人口内液体，同时暴露患牙	• 医师牙体预备使用高速涡轮手机时要注意保护病人软组织 • 避免术中误吸
7. 排龈配合 （1）用无菌剪刀剪下大概 2cm 长的排龈线，置于一次性器械盒中备用	

操作流程	要点与说明
（2）待医师将排龈线放入病人牙龈沟时，递与医师排龈器进行排龈，同时护士注意吸引（图 50-1） 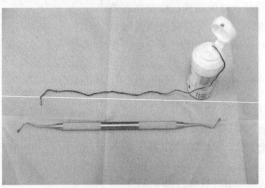 图 50-1　排龈线及排龈器	• 护士吸引时注意避开排龈线
（3）医师成功排龈后，准备取印模	
8. 制取印模 （1）调节椅位：将诊椅椅背升起，使病人头部与医师肘部相平（图 50-2） 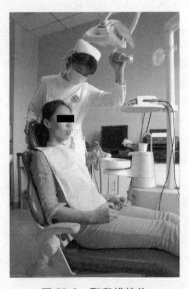 图 50-2　取印模椅位	

操作流程	要点与说明
（2）取硅橡胶前准备 1）调节光源 2）洗手或卫生手消毒 3）取合适病人口腔大小的一次性托盘置于检查盘中备用（图 50-3） 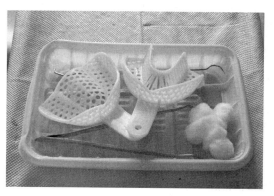 图 50-3　一次性托盘 4）在病人口周涂抹凡士林，以防止硅橡胶材料黏附在皮肤上 （3）硅橡胶初印制备 1）在确认托盘合适后，于工作区域内准备印模材料。用量匙量取适量基质（每份为一平匙，超出部分沿量匙边缘去除），将基质摊于手掌中并用量匙在材料上压印出圆圈，数目与量取匙数相同，然后在每圆圈上挤出其相应直径的催化剂（图 50-4） 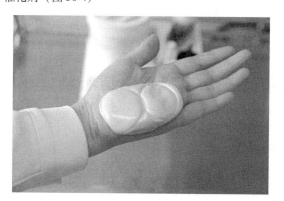 图 50-4　在基质上压印出圆圈	• 制取硅橡胶印膜材时不能戴橡胶手套，滑石粉和橡胶手套都会影响硅橡胶类印模材的聚合 • 严格按照说明书要求的比例准备材料

操作流程	要点与说明
2）用手指将基质与催化剂充分混合，用力挤压、揉捏材料，直至颜色完全均匀为止，操作时间按照产品说明书（图50-5） 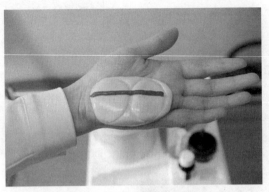 图50-5　基质加催化剂 （4）上托盘 1）上上颌托盘时，先将硅橡胶揉成球形，左手持托盘柄，右手将硅橡胶按压在托盘中直至所有边缘密合（图50-6） 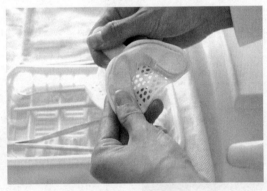 图50-6　上上颌托盘	• 取初印模时应用手指揉捏，勿放入手掌内，由于掌内体温高于指端，可加速硅橡胶类材料聚合，干扰操作时间

操作流程	要点与说明
2）上下颌托盘时，先将硅橡胶搓成条状，左手持托盘柄，右手将硅橡胶按压在托盘中直至所有边缘密合（图50-7） 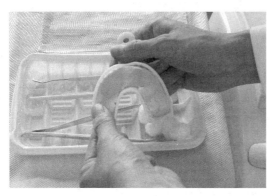 图 50-7　上下颌托盘 3）左手拇指和食指握住托盘柄与托盘的连接点处，递于医师右手中，当托盘就位后，右手持弱吸引器置于病人口底部，吸引唾液，有助于病人舒适（图50-8） 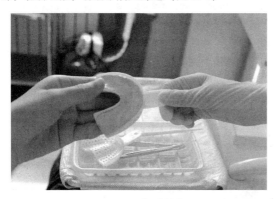 图 50-8　传递托盘 4）硅橡胶初印模凝固后取出，医师用气枪吹干印模表面，左手捏住专用刮刀工作端递给医师。在医师制作排溢沟时，右手持气枪吹净印模表面的材料碎屑。待医师修整印模制作排溢沟完成后，左手拇指和食指接过准备好的初印模，小拇指收回刮刀（图50-9）	

操作流程	要点与说明

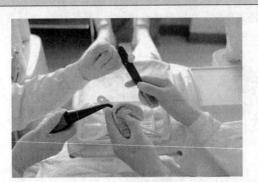

图 50-9　小拇指取回刮刀

（5）硅橡胶终印制备

1）准备高流动型的终印模材料，将活塞式调拌杯的活塞推至底部，根据需要倒入 5～10ml 水平刻度内的白色基质，然后用注射型测量管抽取相应量的红色催化剂，将其小心注入调拌杯内，并立即将注射测量管插回瓶装催化剂上。用调拌棒沿调拌杯内壁顺时针方向用力搅拌 20 秒，直至由红色变成均匀的蓝色。此时，护士迅速将调拌杯盖上盖子，推动底部活塞，将调拌好的终印模材料挤入专用注射器内，握住其注射端递给医师

2）待医师用注射器在患牙的龈沟与预备体上注满终印模材料时，快速将剩余部分挤入初印模内，并握住托盘柄的连接点处，在传递区交给医师，同时右手持弱吸管置于病人口底吸引（图 50-10）

- 在调拌杯内调拌高流动型的终印模材料时，应沿着调拌杯内壁以顺时针的方向用力搅拌 20 秒，切忌来回调拌，以免影响材料聚合

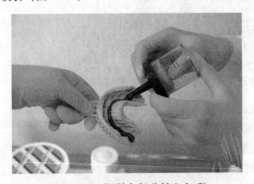

图 50-10　将剩余部分挤入初印

操作流程	要点与说明
3）待印模材料在病人口腔内完全聚合后由医师取出托盘，确认满意后，送至技工室 4）嘱病人漱口，取一次性纸巾将病人口角多余硅橡胶印模材擦拭干净	
9. 比色配合 （1）关闭治疗椅的手术灯 （2）取镜子交给病人 （3）将比色板递给医师，由医师与病人共同进行比色（图50-11） 图50-11　比色板	• 自然光源下进行比色较为准确
10. 调节诊椅　护士调节诊椅控制面板上的"椅位键"将诊椅调至坐位，口杯内接水，待病人漱口后解下病人胸前治疗巾，送病人离开	
11. 整理用物 （1）清洁调拌器具：应用纸巾彻底清洁所有的调拌器具，放入套装盒内备用 （2）清点器械：治疗结束后清点器械，分类放入污物车内进行全效多酶浸泡 （3）诊椅终末处理：用物体表面消毒液喷洒牙科诊椅的操作面板和治疗台面，用无纺布擦拭，所有手柄、管道接口、面板处均更换覆膜或套袋	• 避免交叉感染

【参考文件】

1. 葛嫄丰. 口腔临床护理. 北京：人民卫生出版社，2008.
2. 王嘉德. 口腔医学实验教程. 第 3 版. 北京：人民卫生出版社，2008.
3. 赵铱民. 口腔修复学. 第 6 版. 北京：人民卫生出版社，2008.
4. 徐军. 口腔修复专业护理教程. 北京：人民卫生出版社，2007.

【文件保留】 1 年

【附件】 无

【质控要点】

1. 物品准备齐全。
2. 严格按照说明书要求的比例准备材料。

【文件交付】

1. 医疗副院长
2. 医务处处长
3. 护理部主任
4. 临床科室主任（口腔科）
5. 科护士长（所有）
6. 护士长（所有护理单元）

制取硅橡胶印模材的护理配合评分标准

科室：   姓名：

项目	总分	技术操作要求	权重				得分	备注
			A	B	C	D		
操作过程	90	洗手，戴口罩	4	3	2	0		
		核对病人	4	3	2	0		
		解释并评估	4	3	2	0		
		准备并检查用物	8	4	2	0		
		术前准备	10	6	2	0		
		牙体预备配合	10	6	2	0		
		排龈配合	10	6	2	0		

续表

项目	总分	技术操作要求	权重				得分	备注
			A	B	C	D		
操作过程	90	制取印模	12	8	4	0		
		比色配合	10	6	2	0		
		调节诊椅	8	4	2	0		
		整理用物	10	6	2	0		
评价	10	护士制备硅胶技术熟练	5	3	1	0		
		与医生配合默契	5	3	1	0		
总分	100							

主考教师： 考核日期：

五十一、 瓷贴面修复术的护理配合

chair side assisting techniques during prosthodontic treatment with ceramic veneers

【目的与适用范围】

制定本规章与流程的目的是规范口腔科护士配合瓷贴面修复时应遵循的操作流程，以保证临床治疗顺利进行。

【规章】 无

【名词释义】 无

【流程】

（一）必需品

高速涡轮手机、慢速手机、车针、抛光杯、排龈器、无菌剪刀、强吸管、医用咬合纸、一次性口腔托盘、一次性口腔器械盒、纸巾、排龈线、一次性口杯、一次性弱吸管、一次性无纺布、一次性覆膜、2%盐酸利多卡因注射液、一次性5ml注射器、安尔碘皮肤消毒剂、速干手消毒剂、75%乙醇棉球、漱口液、抛光膏、含氟复合树脂粘合剂套装、加成型硅橡胶印模材料套装、比色板、镜子。

（二）操作

操作流程	要点与说明
1. 洗手，戴口罩	
2. 核对病人　请病人说出姓名及治疗项目，护士复述其姓名及治疗项目，两名医护人员共同持病人就诊卡和治疗单，核对病人姓名、性别、年龄、就诊卡号、治疗项目及治疗部位	• 保证病人正确和牙位正确
3. 解释并评估　协助病人躺在综合治疗椅上，向病人解释手术过程和目的，评估病人的情绪	• 取得病人的配合

操作流程	要点与说明
4. 准备并检查用物 （1）检查各种物品在有效期内，一次性物品外包装完整 （2）核对药名、浓度、剂量、用法、时间正确；检查在有效期之内；无变色、沉淀、混浊、絮状物；瓶装药液瓶口无松动，瓶体无裂痕；袋装药液外包装密封完整，无渗漏	• 物品准备齐全
5. 术前准备 （1）将 10ml 漱口液倒入一次性口杯内，嘱病人含漱 1 分钟后吐于左前方的痰盂内，将一次性口杯置于杯架上 （2）取一次性治疗盘，打开治疗盘，取出治疗巾系于病人胸前 （3）将强吸管和弱吸管分别插入吸引器导管插口内 （4）按下诊椅控制面板的"椅位键"调节牙科诊椅的椅位，治疗上颌牙时上颌平面与地平面大致呈 45°，治疗下颌牙时椅背与地面大致呈 30°角；调节手术灯的照射方向，使病人患处位于灯光照射的中心 （5）遵医嘱抽取局麻药，放入一次性口腔器械盒内 （6）将安尔碘棉签和 75% 乙醇棉球 5~7 个放在一次性口腔器械盒内待用	• 确保医师手术时视野清晰
6. 牙体预备配合 （1）提前告知病人麻醉后牙体预备时如感到不适可举手示意医师，不可突然闭口，以免车针划伤病人口腔软组织 （2）取高速涡轮手机，检查其有效期，包装有无破损，无误后撕开包装，将其插入牙科诊椅的手机接口上备用 （3）牙体预备时，右手持强吸管牵拉病人口角并吸除水雾，左手持弱吸管吸除病人口内液体，同时暴露患牙	• 医师牙体预备使用高速涡轮手机时要注意保护病人软组织 • 避免术中误吸，充分暴露治疗区域
7. 排龈配合 （1）用无菌剪刀剪下大概 2cm 长的排龈线，置于一次性器械盒中备用（图 51-1）	

续表

操作流程	要点与说明
图 51-1　排龈线和排龈器 （2）待医师将排龈线放入病人牙龈沟时，递与医师排龈器进行排龈，同时护士注意吸引 （3）待医师成功排龈后，准备取印模	• 吸引时注意避开排龈线
8. 制取印模（以加成型硅橡胶为例） （1）将诊椅椅背升起，使病人头部与医师肘部相平（图 51-2） 　图 51-2　取印模椅位	

操作流程	要点与说明
（2）取硅橡胶前准备 1）洗手或卫生手消毒 2）取合适病人口腔大小的一次性托盘置于检查盘中备用（图51-3） 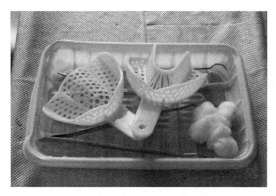 图51-3　一次性托盘 3）将一次性混合头插入加成型硅橡胶注射枪的接口，旋转锁死后置于医师的操作台上（图51-4） 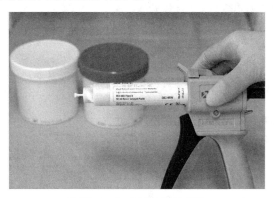 图51-4　加成型硅胶注射枪 （3）加成型硅橡胶初印制备：打开硅橡胶 A、B 膏的瓶盖，用专用量勺各取一勺后快速用双手指尖揉捏，直至完全混匀（图51-5）	 • 制取硅胶时动作熟练迅速

操作流程	要点与说明
 图 51-5　双手指尖揉捏 （4）上托盘 1）上上颌托盘时先将硅橡胶揉成球形，左手持托盘柄，右手将硅橡胶按压在托盘中直至所有边缘密合后递给医师，取模型 2）上下颌托盘时，先将硅橡胶搓成条状，左手持托盘柄，右手将硅橡胶按压在托盘中直至所有边缘密合后递给医师，取模型 （5）配合医师制备终印 1）取完初印后，嘱病人漱口，并取一次性纸巾将病人口角多余硅橡胶印模材擦掉。待医师处理完初印后继续取终印 2）手持加成型硅胶注射枪快速将细部材料挤入初印模内，并握住托盘柄的连接点处，在传递区交给医师。同时右手持弱吸引器置于病人口底吸引 3）印模满意后，将印模送技工室	
9. 比色配合 （1）关闭手术灯 （2）取镜子交给病人 （3）将比色板递给医师，由医师与病人共同进行比色（图51-6）	• 自然光源下比色比较自然

操作流程	要点与说明
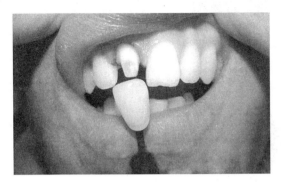 图 51-6 比色板比色	
10. 瓷贴面粘接配合 （1）取出瓷贴面粘接系统，置于操作台上备用 （2）医师用试色剂试色（图 51-7） 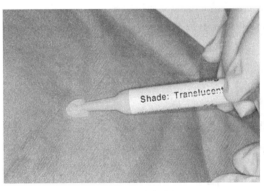 图 51-7 试色剂 （3）涂布氢氟酸：戴手套，用套装专用小毛刷将氢氟酸均匀涂布于瓷贴面组织面，待其作用 1 分钟后，左手捏住瓷贴面，右手用三用枪加压冲洗 15 秒，或用超声波清洗，清洗后吹干置于治疗盘内（图 51-8）	• 掌握瓷贴面粘接系统操作过程 • 护士操作熟练

续表

操作流程	要点与说明
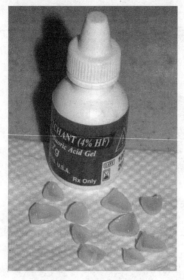 图 51-8　涂布氢氟酸 （4）涂布硅烷偶联剂：用专用小毛刷在瓷贴面修复体组织面涂布硅烷偶联剂，轻轻吹干 5 秒钟（图 51-9） 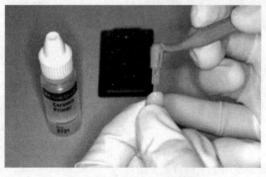 图 51-9　涂布硅烷偶联剂 （5）涂布粘接剂：用专用小毛刷在瓷贴面修复体组织面涂布粘接剂，轻吹 2~5 秒钟（图 51-10）	

操作流程	要点与说明
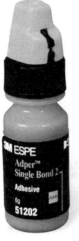 图 51-10　涂布粘接剂 （6）涂布酸蚀剂：医师冲洗病人口内酸蚀剂时，持吸引器吸净病人口内所有液体（图 51-11） 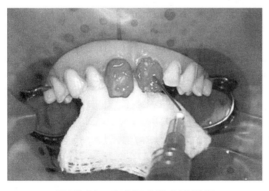 图 51-11　病人口内涂布酸蚀剂 （7）牙面涂粘接剂：医师均匀涂布粘接剂于病人牙体粘接面两遍，协助轻轻吹干（图 51-12）	

操作流程	要点与说明
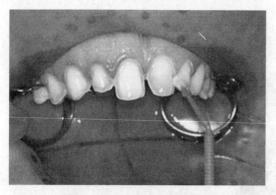 图 51-12　病人牙面涂粘接剂 （8）涂布树脂水门汀：医师涂布树脂水门汀（图 51-13） 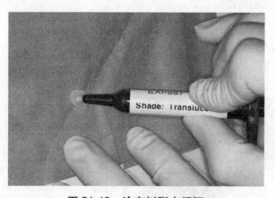 图 51-13　涂布树脂水门汀 （9）光照 1）瓷贴面完全就位后，持光固化灯预照射瓷贴面唇侧 2 秒钟后，医师检查就位情况，医师用小毛刷和牙线去除多余树脂水门汀（图 51-14）	

操作流程	要点与说明
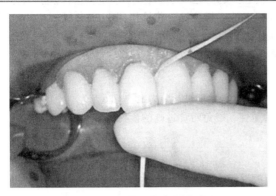 图 51-14 牙线去除多余树脂水门汀 2）待瓷贴面完全就位后，持光固化灯沿瓷贴面边缘逐个面进行彻底光照，时间为 20~40 秒（图 51-15） 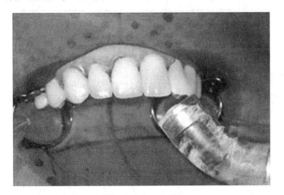 图 51-15 光照	
11. 配合调𬌗抛光 （1）将医用咬合纸置于一次性器械盒中备用 （2）医师调𬌗时，右手持强吸管牵拉病人口角并吸除水雾，左手持弱吸管吸除病人口内液体 （3）医师调𬌗完毕后，右手握住慢速手机，拇指轻压车针孔后盖，将抛光杯尾端插入慢速手机车针孔内并锁死，将手机放入诊椅手机插孔内备用 （4）打开抛光膏包装，置于一次性器械盒内以备医师随时蘸取 （5）医师抛光时，持弱吸管吸除病人口内液体	

续表

操作流程	要点与说明
12. 调节椅位　调节诊椅控制面板上的"椅位键"将诊椅调至坐位，口杯内接水，待病人漱口后解下病人胸前治疗巾，取镜子递给病人，查看治疗效果	
13. 告知病人注意事项 (1) 教授病人正确的刷牙方法，告知病人定期进行牙周维护 (2) 叮嘱病人瓷材料具有一定的脆性，避免啃食过硬的食物和吃太黏的食物，定期进行复查	
14. 整理用物 (1) 治疗结束后清点器械，分类放入污物车内进行全效多酶浸泡 (2) 待病人离开后用物体表面消毒液喷洒牙科诊椅的操作面板和治疗台面，用无纺布擦拭，所有手柄、管道接口、面板处均更换覆膜或套袋	• 防止交叉感染

【参考文件】

1. 葛媛丰. 口腔临床护理. 北京：人民卫生出版社，2008.
2. 王嘉德. 口腔医学实验教程. 第3版. 北京：人民卫生出版社，2008.
3. 赵铱民. 口腔修复学. 第6版. 北京：人民卫生出版社，2008.
4. 徐军. 口腔修复专业护理教程. 北京：人民卫生出版社，2007.

【文件保留】　1年

【附件】　无

【质控要点】

1. 物品准备齐全。
2. 术中操作配合熟练。
3. 掌握瓷贴面粘接系统操作过程。

【文件交付】

1. 医疗副院长
2. 护理部主任

3. 临床科室主任（口腔科）
4. 科护士长（所有）
5. 护士长（所有护理单元）

瓷贴面修复术护理配合评分标准

科室：   姓名：

项目	总分	技术操作要求	权重				得分	备注
			A	B	C	D		
操作过程	90	洗手，戴口罩	4	3	2	0		
		核对病人	4	3	2	0		
		解释并评估	4	3	2	0		
		准备并检查用物	6	4	2	0		
		术前准备	6	4	2	0		
		牙体预备配合	6	4	2	0		
		排龈配合	8	4	2	0		
		制取印模	12	8	4	0		
		比色配合	6	4	2	6		
		瓷贴面粘接配合	12	8	4	0		
		调𬌗抛光配合	8	6	3	0		
		调节椅位	4	3	2	0		
		告知病人注意事项	6	4	2	0		
		整理用物	4	3	2	0		
评价	10	护士瓷贴面粘接技术熟练	5	3	1	0		
		与医生配合默契	5	3	1	0		
总分	100							

主考教师：   考核日期：

五十二、 湿敷技术

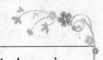

wet dressing

【目的与适用范围】

制定本规章与流程的目的是规范护士为病人进行湿敷时应遵循的操作程序，以保达到冷却、消炎、止痒、减少渗出及吸收渗出的作用。

【规章】 无

【名词释义】 无

【流程】

（一）必需品

治疗车、治疗盘、无菌包（弯盘、持物钳2把）、无菌手套、无菌纱布、一次性20ml注射器、0.9%氯化钠注射液、研钵、一次性隔离单、一次性护垫、速干手消毒剂、医疗垃圾桶、生活垃圾桶、利器盒。

（二）操作

操作流程	要点与说明
1. 洗手，戴口罩	
2. 核对病人　请病人说出姓名及治疗项目，护士复述其姓名及治疗项目，两名医护人员共同持病人就诊卡和治疗单，核对病人姓名、性别、年龄、就诊卡号、治疗项目及治疗部位	• 保证病人正确 • 保证治疗项目和部位正确
3. 解释并评估　将病人安置在治疗室，向病人解释操作目的、方法，并评估病人的病情及湿敷部位的皮肤情况	• 取得病人的配合
4. 准备并检查用物　检查各种物品在有效期内，外包装完好，无潮湿、破损，无菌包灭菌指示胶带变色，检查药品无变色、沉淀、混浊、絮状物，瓶装药液瓶口无松动，瓶体无裂痕，袋装药液外包装密封完整，无渗漏	

操作流程	要点与说明
5. 核对湿敷药液　两名护士持病人就诊卡和门诊处方笺共同核对湿敷药液的药名、浓度、剂量、用法及配制时间	• 确保药品正确
6. 遵医嘱配药　按医嘱配制湿敷溶液，并注明配制日期、时间，皮肤科常用湿敷溶液如下： （1）0.1%黄连素溶液：将盐酸小檗碱 500mg 用研钵研碎加入 0.9%氯化钠注射液 500ml 中 （2）3%硼酸溶液（成品 100ml） （3）炎症性皮肤病湿敷溶液：将地塞米松磷酸钠注射液 25mg 和盐酸阿米卡星注射液 1g 加入 0.9%氯化钠注射液 500ml 中	
7. 再次核对药品　请另一名护士持病人就诊卡、门诊处方笺和湿敷药液，再次核对病人姓名、就诊卡号、药名、浓度、剂量、用法、时间	• 确保药品正确
8. 再次核对病人　推治疗车至治疗床旁，请病人说出姓名、湿敷部位及过敏史，护士复述其姓名、湿敷部位及过敏史	
9. 安置病人体位　治疗床上铺一次性隔离单，根据湿敷部位，按需协助病人取平卧位或坐位，暴露湿敷部位，一次性护垫置于湿敷部位下方	
10. 打开无菌包　将无菌包放于治疗盘内并打开，持物钳放置于包布内	• 遵循无菌操作原则
11. 准备无菌纱布　将无菌纱布 2~3 包打开，放入弯盘内	
12. 倒入湿敷液　遵医嘱将湿敷药液倒入弯盘内	
13. 戴无菌手套	
14. 湿敷　将纱布在弯盘内浸湿后，用持物钳取 6~8 层纱布拧干以不滴水为宜，抖开折叠后敷于皮损处，轻压湿敷纱布使之与皮损处密切接触，每 3~5 分钟更换一次纱布，持续15~20分钟	
15. 湿敷中观察　湿敷过程中注意观察病人局部皮肤的反应，如出现苍白、红斑、水疱、痒痛或破溃等症状时报告医师，配合处理	
16. 湿敷溶液的保存　配制好的湿敷溶液常温保存，开瓶后的湿敷溶液有效期为 4 小时	• 确保药液在有效期内

续表

操作流程	要点与说明
17. 湿敷后处置　取下湿敷纱布，无菌包置于治疗车下，注意观察病人湿敷后局部皮肤的反应，用干无菌纱布擦干局部药液，遵医嘱进行湿敷后护理或治疗	
18. 再次核对病人并记录　脱手套，弃于医疗垃圾桶内，卫生手消毒，再次核对病人姓名、就诊卡号，记录湿敷部位、时间、效果、反应并签字	
19. 告知病人注意事项 （1）保持创面清洁 （2）自觉不适及时就诊	
20. 整理用物　推治疗车放置于原处，整理用物，洗手	

【参考文件】

1. 李小寒，尚少梅. 基础护理学. 第5版. 北京：人民卫生出版社，2012.
2. 李若瑜. 皮肤病与性病学. 第2版. 北京：北京大学医学出版社，2010.
3. 护士条例. 中华人民共和国国务院. 2008.
4. 朱学骏. 现代皮肤病学手册. 北京：北京医科大学出版社，2001.

【文件保留】　1年

【附件】　无

【质控要点】

1. 湿敷用的纱布拧至不滴水为宜。
2. 治疗过程中注意观察局部皮肤的反应，如出现苍白、红斑、水疱、痒痛或破溃等症状时报告医师，配合处理。

【文件交付】

1. 医疗副院长
2. 医务处处长
3. 护理部主任
4. 临床科室主任（皮肤科）
5. 科护士长（所有）

6. 护士长（所有护理单元）

湿敷技术评分标准

科室：   姓名：

项目	总分	技术操作要求	权重				得分	备注
			A	B	C	D		
操作过程	90	洗手，戴口罩	2	1	0	0		
		核对病人	6	4	2	0		
		解释并评估	6	4	2	0		
		准备并检查用物	5	3	1	0		
		核对湿敷药液	5	3	1	0		
		遵医嘱配药	6	4	2	0		
		再次核对药品	5	3	1	0		
		再次核对病人	5	3	1	0		
		安置病人体位	3	2	1	0		
		打开湿敷包	3	2	1	0		
		准备无菌纱布	4	3	2	0		
		倒入湿敷液	4	3	2	0		
		戴无菌手套	4	3	2	0		
		湿敷	8	6	3	0		
		湿敷中观察	6	4	2	0		
		湿敷溶液的保存	4	3	2	0		
		湿敷后处置	3	2	1	0		
		再次核对病人并记录	4	3	2	0		
		告知病人注意事项	4	3	2	0		
		整理用物	3	2	1	0		
评价	10	操作动作熟练	4	3	2	0		
		沟通有效	4	3	2	0		
		关心病人感受	2	1	0	0		
总分	100							

主考教师：   考核日期：

五十三、 液氮冷冻治疗技术

liquid nitrogen cryotherapy

【目的与适用范围】

制定本规章与流程的目的是规范护士为病人进行液氮冷冻治疗时应遵循的操作程序，以保证治疗效果。

【规章】 无

【名词释义】

冷冻（cryotherapy）：是利用液氮低温作用于病变组织，以达到治疗目的。

【流程】

（一）必需品

液氮喷雾器、液氮溶液、棉球、棉签、竹签、医疗垃圾桶、生活垃圾桶。

（二）操作

操作流程	要点与说明
1. 洗手，戴口罩	
2. 核对病人　请病人说出姓名及治疗项目，护士复述其姓名及治疗项目，两名医护人员共同持病人就诊卡和治疗单，核对病人姓名、性别、年龄、就诊卡号、治疗项目及治疗部位	• 保证病人正确 • 保证治疗项目和部位正确
3. 解释并评估 （1）向病人解释操作目的、治疗原理，治疗后可能出现的反应 （2）评估病人冷冻部位皮损的情况，皮损的大小、深浅等	• 取得病人的配合 • 选择适合的操作方法
4. 安置病人体位　根据冷冻部位，按需协助病人取舒适体位	
5. 协助病人暴露冷冻部位	

302

续表

操作流程	要点与说明
6. 再次核对冷冻部位　请病人说出姓名、冷冻部位，再次核对	
7. 准备液氮溶液　打开液氮喷雾器的盖子，向里放入 1/2～2/3 容积的液氮	
8. 选择冷冻方法　根据病人皮损面积大小和深浅进行选择 （1）棉签法：用竹签卷上棉球或用适当大小的棉签浸蘸液氮后，迅速接触皮损表面，适当加压至皮损处皮肤发白，直到其周围形成 2～3mm 的晕圈，根据皮损大小和深浅，可进行数个冻融周期，棉签法不宜多人共用液氮 （2）喷雾法：将液氮喷雾器盖子拧紧，用双手持液氮喷雾器，将前面喷头对准皮损处，用拇指堵住后面出气口，将液氮直接喷于皮损处，根据皮损大小和深浅，用拇指堵住出气口，来控制喷出液氮量的多少，喷冻时勿喷溅周围正常皮肤	• 避免过度损伤 • 预防交叉感染 • 避免损伤周围正常皮肤
9. 冷冻操作中观察的主要指标 （1）冷冻时间：冷冻的持续时间 （2）融解时间：观察冷冻后皮损颜色恢复正常的时间 （3）侧向扩散范围：观察组织冷冻范围超出皮损的范围 （4）冻融循环：观察皮损实际冷冻和融解的周期	
10. 冷冻治疗结束后，协助病人恢复正常体位	
11. 告知病人注意事项 （1）治疗后，疼痛剧烈时可遵医嘱服用镇痛剂或来医院就诊 （2）治疗后，冷冻部位如出现水疱或血疱，及时就诊，在无菌技术下抽去疱液，遵医嘱涂抹抗菌软膏并包扎 （3）嘱病人治疗 1～2 周后结痂干涸脱落，不可强行剥离 （4）治疗后可有色素沉着或色素减退，数月后多能自行消失 （5）第一次治疗未愈者，可在脱痂后再进行第二次、第三次直至痊愈	• 避免感染 • 增加病人依从性，提高治疗效果
12. 再次核对病人　再次核对病人姓名、就诊卡号，治疗部位	
13. 观察并记录　观察病人冷冻后的反应并在治疗单上签字	
14. 整理用物，洗手	

【参考文件】

1. 吴志华. 皮肤科治疗学. 第2版. 北京：科学出版社，2013.
2. 护士条例. 中华人民共和国国务院. 2008.
3. 陈洪铎. 临床技术操作规范（皮肤病与性病分册）. 北京：人民军医出版社，2006.

【文件保留】 1年

【附件】 无

【质控要点】

操作时应观察冷冻时间、解融时间、侧向扩散范围及冻融循环，避免过度损伤。

【文件交付】

1. 医疗副院长
2. 护理部主任
3. 临床科室主任（皮肤科）
4. 科护士长（所有）
5. 护士长（所有护理单元）

液氮冷冻治疗技术评分标准

科室：　　　　　　　　　　　　　　　　　　　　　　　　姓名：

项目	总分	技术操作要求	权重				得分	备注
			A	B	C	D		
操作过程	90	洗手，戴口罩	2	1	0	0		
		核对病人	6	4	2	0		
		解释并评估	6	4	2	0		
		安置病人体位	4	3	2	0		
		协助病人暴露冷冻部位	4	3	2	0		
		再次核对冷冻部位	8	6	3	0		
		准备液氮溶液	8	6	3	0		
		选择冷冻方法	12	8	4	0		

项目	总分	技术操作要求	权重				得分	备注
			A	B	C	D		
操作过程	90	冷冻操作中观察的主要指标	10	6	2	0		
		协助病人恢复正常体位	4	3	2	0		
		告知病人注意事项	10	6	2	0		
		再次核对病人	6	4	2	0		
		观察并记录	6	4	2	0		
		整理用物	4	3	2	0		
评价	10	冷冻动作熟练、部位准确	4	3	2	0		
		沟通有效	3	2	1	0		
		关心病人感受	3	2	1	0		
总分	100							

主考教师：   考核日期：

五十四、窄谱中波紫外线光疗技术

narrow-band UVB phototherapy

【目的与适用范围】

制定本规章与流程的目的是规范护士为病人进行窄谱中波紫外线光疗照射时应遵循的操作程序，以保证光疗照射的安全，确保治疗效果。

【规章】 无

【名词释义】 无

【流程】

（一）必需品

窄谱中波紫外线光疗仪、专用护目镜、遮光板/黑布、医疗垃圾桶、生活垃圾桶。

（二）操作

操作流程	要点与说明
1. 洗手，戴口罩	
2. 核对病人 请病人说出姓名及治疗项目，护士复述其姓名及治疗项目，两名医护人员共同持病人就诊卡和治疗单，核对病人姓名、性别、年龄、就诊卡号、治疗项目和治疗部位	• 确保病人正确 • 确保照射部位正确
3. 解释并评估 向病人解释照射目的，评估病人的病情，照射部位皮损情况，询问病人有无光敏感史	• 取得病人的配合 • 光敏感者禁止照射
4. 将病人带至光疗室	
5. 再次核对照射部位 请病人说出照射部位，再次核对	

续表

操作流程	要点与说明
6. 在光疗执行记录单上记录　在皮肤科光疗执行记录单（附件 7）上记录病人姓名、性别、年龄、疾病诊断、照射部位、次数、日期、每次照射的剂量、照射后的反应等	
7. 遵医嘱选择适合的照射方法　根据病人疾病的诊断，皮损面积的大小，遵医嘱选择局部照射法或全身照射法	
8. 准备并检查用物　检查各种物品齐全，根据病人皮损情况，选择适宜的光疗仪，接通电源，打开开关，检查光疗仪运转正常	
9. 设置治疗参数　遵医嘱调整适宜的照射剂量或时间，在显示屏上设置治疗参数，全身照射输入照射能量，局部照射输入照射时间 （1）初次照射者，根据病人测定的最小红斑量和皮肤类型，设置照射剂量或时间的起始值和增加值 （2）非初次照射者，根据病人上一次照射后皮损部位的反应，调整照射剂量或照射时间	
10. 协助病人戴专用护目镜	• 保护眼睛
11. 照射部位准备　协助病人暴露照射部位 （1）局部照射：根据照射部位面积的大小，选择适合的遮光板或黑布遮盖保护周围正常皮肤，将局部光疗仪的照射窗直接对准照射部位，嘱病人闭上眼睛 （2）全身照射：打开舱门，协助病人在舱内规定的位置站好，男性应穿短裤，关闭舱门，嘱病人闭上眼睛	• 避免正常皮肤色素沉着、改变 • 男性避免照射生殖器部位
12. 照射　按下开始键，灯管点亮，开始照射，达到设置的照射能量或照射时间后，灯管关闭，光疗仪的蜂鸣器自动报警	
13. 照射完毕，协助病人摘下护目镜，穿好衣物	
14. 告知病人注意事项 （1）每周照射 2~3 次，照射前必须戴好专用护目镜并闭上眼睛，正常皮肤用遮光板或黑色衣物遮盖 （2）照射期间避免日光曝晒及口服或外用光敏性食物及药物 （3）观察照射后的反应，若出现红斑、灼热、疼痛、水疱等，应及时就诊 （4）照射后皮肤干燥者，可用润肤油	• 避免出现光毒性反应 • 避免皮肤干燥

续表

操作流程	要点与说明
15. 再次核对病人并记录　再次核对病人姓名、就诊卡号，照射部位并在皮肤科光疗执行记录单（附件7）上签字	
16. 整理用物，关闭光疗仪，关闭电源，洗手	
17. 注意事项 （1）每次照射前应详细询问并观察病人上次照射后皮损部位的反应并记录，如果上次照射出现红斑，应遵医嘱调整当天剂量，适当减量或拉长照射间隔时间，如果上次照射曾出现红斑但当天消退，应维持原剂量 （2）照射时应固定照射距离 （3）每次照射应保持相同的照射部位，避免在疗程中，不断增大的剂量使新照射部位的皮肤发生严重的红斑反应，两个照射部位重叠时，照射剂量应适当减少 （4）光疗仪应每年进行一次技术检验，定期更换灯管 （5）定期清洁照射窗，清洁时不能使用消毒剂或含有酒精的液体，不得在照射窗透明板上留下手印、划痕、水渍等	• 避免出现光毒性反应 • 以保证照射剂量的准确，可靠 • 严禁液体渗入光疗仪

【参考文件】

1. 吴志华. 皮肤科治疗学. 第 2 版. 北京：科学出版社，2013.

2. 陈洪铎. 临床技术操作规范（皮肤病与性病分册）. 北京：人民军医出版社，2006.

【文件保留】　1 年

【附件】

附件 7　皮肤科光疗执行记录单

【质控要点】

1. 保证病人必须在戴好专用护目镜，闭上眼睛，全身照射时男性病人应穿好短裤后，方可进行照射。

2. 每次照射前应详细询问并观察病人上次照射后皮损部位的反应并记录，遵医嘱调整照射剂量或照射时间。

3. 照射时应固定照射距离和照射部位。

【文件交付】

1. 医疗副院长
2. 护理部主任
3. 临床科室主任（皮肤科）
4. 科护士长（所有）
5. 护士长（所有护理单元）

窄谱中波紫外线光疗技术评分标准

科室：   姓名：

项目	总分	技术操作要求	权重				得分	备注
			A	B	C	D		
操作过程	90	洗手，戴口罩	2	1	0	0		
		核对病人	8	6	3	0		
		解释并评估	6	4	2	0		
		将病人带至光疗室	2	1	0	0		
		再次核对照射部位	4	3	2	0		
		在光疗执行记录单上记录	6	4	2	0		
		遵医嘱选择适合的照射方法	8	6	3	0		
		准备并检查用物	5	3	1	0		
		设置治疗参数	12	8	4	0		
		协助病人戴专用护目镜	6	4	2	0		
		照射部位准备	10	6	2	0		
		照射	8	6	3	0		
		协助病人摘下护目镜	2	1	0	0		
		告知病人照射后注意事项	6	4	2	0		
		再次核对病人并记录	3	2	1	0		
		整理用物	2	1	0	0		
评价	10	操作顺序正确，照射部位准确	3	2	1	0		
		操作中关注注意事项	3	2	1	0		
		沟通有效，关心病人感受	4	3	2	0		
总分	100							

主考教师：   考核日期：

五十五、 二氧化碳激光治疗技术

CO$_2$ laser treatment

【目的与适用范围】

制定本规章与流程的目的是规范护士为病人进行二氧化碳激光治疗时应遵循的操作程序，以保证治疗效果，减少并发症的发生。

【规章】 无

【名词释义】 无

【流程】

（一）必需品

二氧化碳激光机、吸尘器、专用护目镜、治疗盘、安尔碘皮肤消毒剂、无菌棉签、美敷敷料、一次性 1ml 注射器、2% 利多卡因注射液、0.9% 氯化钠注射液、速干手消毒剂、医疗垃圾桶、生活垃圾桶、利器盒。

（二）操作

操作流程	要点与说明
1. 洗手，戴口罩	
2. 核对病人　请病人说出姓名及治疗项目，护士复述其姓名及治疗项目，两名医护人员共同持病人就诊卡和治疗单，核对病人姓名、性别、年龄、就诊卡号、治疗项目及治疗部位	• 保证病人正确 • 保证治疗项目和部位正确
3. 解释并评估　请病人坐下，向病人解释操作目的、方法，治疗过程，治疗后可能出现的反应，评估病人治疗部位皮损情况	• 取得病人的配合 • 选择适合的操作方法
4. 准备并检查用物 （1）连通电源，顺时针旋转钥匙 90°，检查二氧化碳激光机、吸尘器运转正常	

操作流程	要点与说明
（2）检查各种物品在有效期内，外包装完整，无潮湿、破损 （3）核对药名、浓度、剂量、用法；检查在有效期之内；无变色、沉淀、混浊、絮状物	
5. 再次核对治疗部位　请病人说出治疗部位，再次核对	
6. 遵医嘱选择适合的操作方法 （1）皮损面积小，数量少，可直接治疗 （2）面积大、厚、深的皮损，用2%利多卡因注射液局部浸润麻醉后，再进行激光治疗	• 减轻病人疼痛，配合治疗
7. 设置治疗参数　根据皮损大小，选择适合的治疗剂量，在显示屏上输入治疗剂量	
8. 戴好专用护目镜　洗手、戴口罩及专用护目镜，协助病人戴专用护目镜	• 防止反射所致眼睛的灼伤
9. 安置病人体位　根据治疗部位，按需协助病人舒适体位，暴露治疗部位	• 注意保暖，保护病人隐私
10. 治疗部位皮肤准备　用安尔碘棉签常规消毒皮损部位皮肤和周围，必要时用2%利多卡因注射液局部浸润麻醉	
11. 轻触准备键，按下吸尘器按钮	
12. 治疗 （1）将吸尘器的吸烟口对准治疗部位，一手握住激光枪头，此时枪头出现红色指示光，踩下脚踏开关，将指示光对准皮损做小幅度来回移动，移动时不要超出皮损范围，必要时可用0.9%氯化钠注射液棉签擦拭创面，直到确认病变被彻底清除为止 （2）治疗结束，松开脚踏开关，轻触预备键，放下激光枪头，关闭吸尘器	
13. 治疗部位的处理　治疗后皮损部位皮肤炭化焦痂，可不予处理，保持干燥即可，必要时用美敷贴敷，保护创面	
14. 协助病人摘下护目镜，恢复正常体位	
15. 告知病人注意事项 （1）治疗后局部焦痂，3~7天禁止水洗，保持干燥 （2）治疗后皮损边缘可有轻度疼痛、红肿、渗出、3~4天可消失	• 避免感染

续表

操作流程	要点与说明
（3）痂皮 2~3 周脱落，不可强行剥脱 （4）痂皮脱落后应避光	• 避免色素沉着
16. 再次核对病人 再次核对病人姓名、就诊卡号，治疗部位	
17. 整理用物 关闭二氧化碳激光机，整理用物，洗手	
18. 操作过程中注意事项 （1）治疗时激光的枪头不要碰触皮损部位 （2）激光的枪头每日清洁 2 次	• 避免交叉感染

【参考文件】

1. 吴志华. 皮肤科治疗学. 第 2 版. 北京：科学出版社，2013.
2. 陈洪铎. 临床技术操作规范（皮肤病与性病分册）. 北京：人民军医出版社，2006.

【文件保留】 1 年

【附件】 无

【质控要点】

1. 根据皮损大小，遵医嘱选择适合的操作方法。
2. 术者必须戴专用护目镜，防止反射所致的眼睛灼伤。

【文件交付】

1. 医疗副院长
2. 护理部主任
3. 临床科室主任（皮肤科）
4. 科护士长（所有）
5. 护士长（所有护理单元）

二氧化碳激光治疗技术评分标准

科室：   姓名：

项目	总分	技术操作要求	权重				得分	备注
			A	B	C	D		
操作过程	90	洗手，戴口罩	2	1	0	0		
		核对病人	8	6	3	0		
		解释并评估	6	4	2	0		
		准备并检查用物	5	3	1	0		
		再次核对治疗部位	5	3	1	0		
		遵医嘱选择适当的操作方法	5	3	1	0		
		设置治疗参数	8	6	3	0		
		戴好专用护目镜	5	3	1	0		
		安置病人体位	3	2	1	0		
		治疗部位皮肤准备	5	3	1	0		
		轻触准备键，按下吸尘器按钮	2	1	0	0		
		治疗	12	8	4	0		
		治疗部位的处理	4	3	2	0		
		协助病人摘下护目镜	3	2	1	0		
		告知病人注意事项	6	4	2	0		
		再次核对病人	6	4	2	0		
		整理用物	5	3	1	0		
评价	10	操作动作熟练、准确	3	2	1	0		
		操作中关注注意事项	3	2	1	0		
		沟通有效	2	1	0	0		
		关心病人感受	2	1	0	0		
总分	100							

主考教师：   考核日期：

五十六、 皮损内注射技术

intralesional injection

【目的与适用范围】

制定本规章与流程的目的是规范护士为病人进行皮损内注射时应遵循的操作程序，以保证注射方法正确，提高治疗效果。

【规章】

1. 护士发现医嘱违反法律、法规、规章或者诊疗技术规范规定的，应当及时向开具医嘱的医师提出；必要时，应当向该医师所在科室的负责人或者医疗卫生机构负责医疗服务管理的人员报告。

2. 给药时应做到双人核对及"三查七对一注意"：三查是操作前、操作中、操作后查对；七对是指查对床号、姓名、药名、浓度、剂量、用法、时间；一注意是注意用药后反应。

【名词释义】 无

【流程】

（一）必需品

治疗车、治疗盘、无菌注射盒、无菌纱布、安尔碘皮肤消毒剂、无菌棉签、一次性 5ml 注射器、美敷敷料、砂轮、速干手消毒剂、医疗垃圾桶、生活垃圾桶、利器盒。

（二）操作

操作流程	要点与说明
1. 洗手，戴口罩	
2. 核对病人　请病人说出姓名及治疗项目，护士复述其姓名及治疗项目，两名医护人员共同持病人就诊卡和治疗单，核对病人姓名、性别、年龄、就诊卡号、治疗项目及治疗部位	• 保证病人正确 • 保证治疗方法和部位正确

操作流程	要点与说明
3. 核对药品　两名护士共同持病人就诊卡门诊处方笺，核对病人皮损内注射用药物，药名、浓度、剂量、用法	• 保证药物正确
4. 解释并评估　向病人解释注射目的、方法，评估病人局部皮损的情况，询问病人有无药物过敏史	• 取得病人的配合
5. 遵医嘱配药　洗手，准备并检查用物，遵医嘱配药，请另一名护士再次核对药名、浓度、剂量、用法，确认无误后，将注射器放入无菌注射盒	• 遵循无菌操作原则 • 确保配药正确
6. 再次核对病人　将治疗车推至治疗床旁，请病人说出姓名及注射部位，护士复述其姓名及注射部位，再次核对	• 确保病人正确
7. 安置病人体位　根据注射部位协助病人坐位或卧位，暴露注射部位，关闭门窗	• 注意保暖，保护病人隐私
8. 遵医嘱选择适宜的注射方法　根据疾病诊断和皮损面积大小选择适宜的注射方法 （1）瘢痕疙瘩厚度超出 1.0cm 的皮损分上、中、下三层注射，厚度 0.5～1cm 的皮损分上、下二层注射，厚度小于 0.5cm 的皮损中部注射 （2）斑秃根据面积的大小，注射时遵医嘱稀释药液，不要注入皮下组织	• 避免引起注射部位头皮毛囊萎缩
9. 消毒皮肤　卫生手消毒，用安尔碘棉签消毒皮肤，以穿刺点为中心，由内向外螺旋式消毒，直径大于皮损 5cm	
10. 震荡混匀药液　从无菌注射盒中取出注射器，针尖向上轻拉活塞，震荡药液，使药液充分混合均匀	
11. 排气　缓慢推动活塞排气，药液排至针梗，排气后取下安瓿/小瓶并弃于利器盒	
12. 注射 （1）左手夹棉签并绷紧皮肤（不得污染消毒区域），右手持注射器，中指固定针栓，平刺入皮损内，刺入针梗的 2/3 （2）右手固定针栓，左手回抽活塞，无回血则缓慢推注，边推注边退，瘢痕疙瘩注射时，以皮损稍隆起色泽变白、边界超出皮损 1mm 为宜 （3）斑秃注射时，可一个注射点多个方向或多个注射点多个方向	• 平刺时不要注入皮下及基底部，避免引起正常组织萎缩 • 右手固定针栓是因为推注时，皮损内压力过大，易造成空针和针头脱节

续表

操作流程	要点与说明
13. 按压注射点 注射完毕，干棉签置于注射点旁，快速拔针，用棉签按压注射点，多个注射点时可用无菌纱布按压，必要时美敷贴敷	
14. 告知病人注意事项 （1）注射后 24 小时内，注射点应保持干燥 （2）每隔 3~4 周注射一次，1 个月为 1 疗程 （3）注射后如有不适随时就诊	
15. 协助病人恢复正常体位，整理好衣物	
16. 再次核对病人并记录 再次核对病人姓名、就诊卡号及注射部位并记录	
17. 观察并记录 观察病人注射后的反应并在治疗单上签字	
18. 整理用物 将针头弃于利器盒，注射器弃于医疗垃圾桶，治疗车置于原位，卫生手消毒	

【参考文件】

1. 赵辨. 中国临床皮肤病学（下册）. 南京：江苏科学技术出版社，2010.
2. 常用临床护理技术服务规范. 中华人民共和国卫生部. 2010.
3. 护士条例. 中华人民共和国国务院. 2008.

【文件保留】 1 年

【附件】 无

【质控要点】

1. 瘢痕疙瘩注射时不要注入皮下及基底部，避免引起正常组织萎缩。

2. 斑秃注射时遵医嘱稀释药液，不要注入皮下组织避免引起头皮毛囊萎缩。

【文件交付】

1. 医疗副院长
2. 护理部主任
3. 临床科室主任（皮肤科）

4. 科护士长（所有）

5. 护士长（所有护理单元）

皮损内注射技术评分标准

科室：   姓名：

项目	总分	技术操作要求	权重				得分	备注
			A	B	C	D		
操作过程	90	洗手，戴口罩	2	1	0	0		
		核对病人	6	4	2	0		
		核对药品	6	4	2	0		
		解释并评估	6	4	2	0		
		遵医嘱配药	6	4	2	0		
		再次核对病人	4	3	2	0		
		安置病人体位	3	2	1	0		
		遵医嘱选择适宜的注射方法	6	4	2	0		
		消毒皮肤	4	3	2	0		
		震荡混匀药液	4	3	1	0		
		排气	5	3	1	0		
		注射	12	8	4	0		
		按压注射点	5	3	1	0		
		告知病人注意事项	5	3	1	0		
		协助病人恢复体位	2	1	0	0		
		再次核对病人	6	4	2	0		
		观察并记录	6	4	2	0		
		整理用物	2	1	0	0		
评价	10	操作动作熟练、注射方法正确	6	4	2	0		
		沟通有效	2	1	0	0		
		关心病人感受	2	1	0	0		
总分	100							

主考教师：   考核日期：

五十七、 皮肤斑贴试验技术

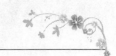

skin patch test

【目的与适用范围】

制定本规章与流程的目的是规范护士为病人进行皮肤斑贴试验操作时应遵循的操作程序，以保证能正确观察和判断试验结果。

【规章】

护士发现医嘱违反法律、法规、规章或者诊疗技术规范规定的，应当及时向开具医嘱的医师提出；必要时，应当向该医师所在科室的负责人或者医疗卫生机构负责医疗服务管理的人员报告。

【名词释义】 无

【流程】

（一）必需品

标准皮肤斑贴试验诊断试剂盒（包括 20 种变应原）、斑试器（20 个）、记号笔、滤纸片、镊子、生活垃圾桶。

（二）操作

操作流程	要点与说明
1. 洗手，戴口罩	
2. 核对病人　请病人说出姓名及治疗项目，护士复述其姓名及治疗项目，两名医护人员共同持病人就诊卡和治疗单，核对病人姓名、性别、年龄、就诊卡号和治疗项目	• 保证病人正确 • 保证治疗项目正确
3. 解释并评估 （1）向病人解释试验目的、方法及注意事项 （2）评估过敏史及用药史，确认试验前 2 周停用皮质类固醇，试验前 3 天停用抗组织胺类药物	• 取得病人的配合 • 皮质类固醇和抗组织胺类药物会影响试验结果的观察

操作流程	要点与说明
（3）评估病人皮肤的完整性	• 敷贴部位有皮损者勿做本试验
4. 检查用物　从冰箱内取出皮肤斑贴试验诊断试剂盒，检查变应原和各种物品在有效期内，外包装完整，无潮湿、破损	• 变应原应低温，密闭保存
5. 准备斑试器　取出一组斑试器，用记号笔在斑试器上面作好标记，排列顺序为从上到下，从左到右（图 57-1） 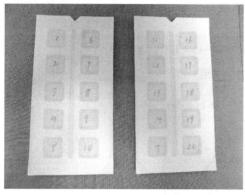 图 57-1　皮肤斑贴实验	• 避免混乱，便于结果的观察和判断
6. 准备斑试剂 （1）揭开斑试器的保护纸，直到所有斑试器显露出来 （2）将标准皮肤斑贴试验诊断试剂盒内的变应原按序号依次挤入斑试器内，若为液体变应原，先用镊子取出一滤纸片放置在斑试器内，然后滴加 1 或 2 滴变应原（图 57-2） 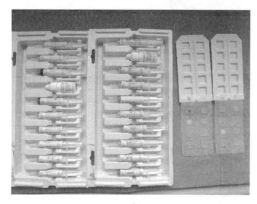 图 57-2　皮肤斑贴实验	

操作流程	要点与说明
7. 暴露敷贴部位　协助病人坐直，暴露敷贴部位的皮肤	• 注意保暖
8. 选择敷贴部位　敷贴部位常规选择上背部脊柱两侧，也可选择上臂外侧，勿选前臂	• 前臂皮肤吸收差，易造成假阴性
9. 敷贴 （1）将加有变应原的斑试器自下而上贴敷于病人上背部脊柱两侧 （2）用手掌轻压 5 秒钟以达到最大黏度	• 自下而上贴敷是为了防止滤纸片脱落 • 粘贴时要牢固、紧密，避免出现假阴性
10. 标记　用记号笔在四个角边缘的皮肤上画上标记（图 57-3） 图 57-3　皮肤斑贴实验	
11. 协助病人穿好衣物	
12. 再次核对病人　再次核对病人姓名，就诊卡号和治疗项目	
13. 记录敷贴时间并签字　在治疗单上记录敷贴时间并签字	
14. 告知病人注意事项 （1）试验期间不宜洗澡，饮酒，避免搔抓敷贴部位，保持皮肤干燥，减少日光照射 （2）试验期间若发生强烈刺激反应（如红斑、瘙痒、疼痛），应及时去除斑试器或及时就诊	• 出汗过多可导致斑试物移位或脱落 • 日光照射后易发生光敏反应，影响结果判断

操作流程	要点与说明
（3）试验期间停用皮质类固醇激素和抗组胺类药物 （4）应保持斑试器在皮肤上 48 小时，尽量不要过早去除 （5）分别于 48 小时和 72 小时来医院做结果判断 （6）若敷贴后 72 小时至 1 周内敷贴部位出现红斑、瘙痒、疼痛，应及时来医院就诊	• 避免出现假阴性
15. 整理用物　将皮肤斑贴试验诊断试剂盒放入冰箱 2~8℃保存，杂物弃入生活垃圾桶，洗手	
16. 观察结果并告知医师　在贴敷后 48 小时去除斑试器，30分钟后双人观察结果并将结果告知医师，72 小时再次观察结果，必要时于贴敷后 1 周进行第 3 次观察。结果判断标准如下： （-）阴性反应：敷贴部位无反应 （±）可疑反应：仅有轻度红斑 （+）阳性反应：红斑、浸润、可能有小丘疹 （++）强阳性反应：红斑、浸润、丘疹、小水疱 （+++）极强阳性反应：红斑、浸润、丘疹、大疱	

【参考文件】

1. 护士条例. 中华人民共和国国务院. 2008.

2. 陈洪铎. 临床技术操作规范. 皮肤病与性病分册. 北京：人民军医出版社，2006.

【文件保留】　1 年

【附件】　无

【质控要点】

1. 变应原应低温、密闭保存。

2. 病人试验前 2 周及试验期间停用皮质类固醇激素，试验前 3 天及试验期间停用抗组胺类药物。

3. 试验期间不宜洗澡，饮酒，避免搔抓斑试部位，保持皮肤干燥，减少日光照射。

4. 排列顺序要标记清楚，敷贴部位粘贴要牢固、紧密，避免出现假阴性。

5. 分别于 48 小时和 72 小时来医院做结果判断。

【文件交付】

1. 医疗副院长
2. 护理部主任
3. 临床科室主任（皮肤科）
4. 科护士长（所有）
5. 护士长（所有护理单元）

皮肤斑贴试验技术评分标准

科室：   姓名：

项目	总分	技术操作要求	权重				得分	备注
			A	B	C	D		
操作过程	90	洗手，戴口罩	2	1	0	0		
		核对病人	6	4	2	0		
		解释并评估	6	4	2	0		
		检查用物	4	3	2	0		
		准备斑试器	6	4	2	0		
		准备斑试剂	8	6	3	0		
		选择敷贴部位	6	4	2	0		
		暴露敷贴部位	4	3	1	0		
		敷贴	12	8	4	0		
		标记	6	4	2	0		
		协助病人穿好衣物	3	2	1	0		
		再次核对病人	5	3	1	0		
		记录敷贴时间并签字	5	3	1	0		
		告知病人注意事项	6	4	2	0		
		整理用物	3	2	1	0		
		观察结果告知医师	8	6	3	0		
评价	10	操作动作熟练、准确	4	3	2	0		
		沟通有效	3	2	1	0		
		关心病人感受	3	2	1	0		
总分	100							

主考教师：   考核日期：

五十八、 冷热喷雾机使用技术

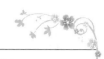

using technique of hot and cold sprayer

【目的与适用范围】

制定本规章与流程的目的是规范护士为病人进行冷热喷雾时应遵循的操作程序，以确保治疗效果。

【规章】 无

【名词释义】

1. 冷喷技术（cold spray） 是将正常饮用水通过物理水质软化过滤器，分离出水中的钙镁等离子，经过超声波振荡，产生出带有大量负氧离子的微细雾粒，通过管道喷出，对面部或病变皮肤进行喷雾熏蒸的一种治疗技术。

2. 蒸汽技术（steam） 是利用电热装置加热蒸馏水和不同用途的药物溶液，产生的蒸汽经过离子化后通过管道喷出，对面部或病变皮肤进行喷雾熏蒸，达到护理皮肤、治疗疾病目的的一种治疗方法。

【流程】

（一）必需品

冷热喷雾机、计时器、插销板、无菌纱布、棉球、蒸馏水、清水、医疗垃圾桶、生活垃圾桶。

（二）操作

操作流程	要点与说明
1. 洗手，戴口罩	
2. 核对病人 请病人说出姓名及治疗项目，护士复述其姓名及治疗项目，两名医护人员共同持病人就诊卡和治疗单，核对病人姓名、性别、年龄、就诊卡号、治疗项目及治疗部位	• 确保病人正确 • 确保治疗项目和部位正确

操作流程	要点与说明
3. 解释并评估　向病人解释喷雾的目的和方法，评估病人喷雾部位皮肤的情况	• 取得病人的配合
4. 准备并检查用物　连接冷热喷雾机的电源，打开开关，根据疾病诊断和治疗项目，遵医嘱在水箱内注入清水或蒸馏水，热喷注水时不可超过上限水位，也不可低于下限水位，检查喷雾机运行正常，关机。检查各种物品在有效期内，外包装完整，无潮湿、破损	• 以免造成皮肤烫伤或烧坏垫圈现象
5. 再次核对喷雾部位　请病人说出喷雾部位，再次核对	• 确保喷雾部位正确
6. 安置病人体位　根据喷雾部位协助病人取舒适体位	
7. 将冷热喷雾机放至病人床旁	
8. 连接电源　打开冷热喷雾机的电源开关	
9. 喷雾前病人的准备　用纱布盖眼，用干棉球塞耳	• 保护眼睛和耳朵
10. 调整喷口与面部的距离　调整喷口与面部的距离，一般30~45cm，热喷时蒸汽从喷口喷出，喷嘴不要正对病人	• 避免烫伤
11. 调整适宜的喷雾量　调整喷雾量，待喷雾均匀喷出后，再进行喷雾	
12. 喷雾 （1）从下颌均匀喷至全面部，同时打开计时器，开始计时 （2）冷喷时喷雾时间掌握在15~20分钟 （3）热喷时熏蒸时间为5~15分钟，热喷时干性皮肤5分钟，油性皮肤15分钟	
13. 喷雾期间观察病人　喷雾期间多观察巡视病人 （1）热喷时保持喷口与面部的距离，避免蒸汽直对鼻孔 （2）热喷时严格掌握喷雾时间，过敏性皮肤不宜使用 （3）冷喷时水箱无水自动停机时，需要重新注水	• 以免发生意外 • 以免引起呼吸不畅 • 避免过敏性皮肤加重
14. 喷雾后护理　协助病人用无菌纱布擦干面部皮肤，遵医嘱做喷雾后护理或治疗	
15. 再次核对病人并记录　再次核对病人姓名、就诊卡号、喷雾部位并在治疗单上签字	
16. 整理用物　关闭电源，清洁水箱，将冷热喷雾机放回原位置于平稳处，避免碰撞机体，远离热源，洗手	

【参考文件】

赵辨. 中国临床皮肤病学（下册）. 南京：江苏科学技术出版社，2010.

【文件保留】 1 年

【附件】 无

【质控要点】

1. 喷雾时喷口不要正对病人，保持喷口与面部的距离，避免蒸汽直对鼻孔，以免引起呼吸不畅。

2. 在进行喷雾熏蒸过程中，应随时密切观察喷雾情况，以免发生意外。

【文件交付】

1. 医疗副院长
2. 护理部主任
3. 临床科室主任（皮肤科）
4. 科护士长（所有）
5. 护士长（所有护理单元）

冷热喷雾机使用技术评分标准

科室：　　　　　　　　　　　　　　　　　　　　　　　　姓名：

项目	总分	技术操作要求	权重				得分	备注
			A	B	C	D		
操作过程	90	洗手，戴口罩	2	1	0	0		
		核对病人	8	6	3	0		
		解释并评估	6	4	2	0		
		准备并检查用物	5	3	1	0		
		再次核对喷雾部位	4	3	2	0		
		安置病人体位	4	3	2	0		
		将冷热喷雾机放至病人床旁	3	2	1	0		
		连接电源	3	2	1	0		
		喷雾前病人的准备	4	3	2	0		

续表

项目	总分	技术操作要求	权重				得分	备注
			A	B	C	D		
操作过程	90	调整喷口与面部的距离	8	6	3	0		
		调整适宜的喷雾量	8	6	3	0		
		喷雾	12	8	4	0		
		喷雾期间观察病人	10	6	2	0		
		喷雾后护理	4	3	2	0		
		再次核对病人并记录	5	3	1	0		
		整理用物	4	3	2	0		
评价	10	操作动作熟练	4	3	2	0		
		操作中关注注意事项	4	3	2	0		
		沟通有效，关心病人感受	2	1	0	0		
总分	100							

主考教师：　　　　　　　　　　　　　考核日期：

五十九、 传染性软疣治疗技术

treatment technique for molluscum contagiosum

【目的与适用范围】

制定本规章与流程的目的是规范护士为病人进行挤疣操作时应遵循的操作程序，以保证挤疣方法正确，治疗有效。

【规章】 无

【名词释义】

传染性软疣（molluscum contagiosum）：由痘病毒属的传染性软疣病毒感染所致，表现为皮肤上半球形丘疹，表面蜡样光泽，中心凹陷。

【流程】
（一）必需品

皮镊包（无菌弯盘和带凹槽的皮镊）、无菌棉签、无菌手套、2%碘伏、一次性隔离单、速干手消毒剂、医疗垃圾桶、生活垃圾桶。

（二）操作

操作流程	要点与说明
1. 洗手，戴口罩	
2. 核对病人　请病人说出姓名及治疗项目，护士复述其姓名及治疗项目，两名医护人员共同持病人就诊卡和治疗单，核对病人姓名、性别、年龄、就诊卡号、治疗项目及治疗部位	• 保证病人正确 • 保证治疗项目和部位正确
3. 解释并评估　向病人解释操作目的并评估病人的皮损情况	• 取得病人的配合
4. 在诊床上铺一次性隔离单	
5. 准备并检查用物　洗手，检查各种物品在有效期内，外包装完好，无潮湿、破损，无菌包灭菌指示胶带变色	

续表

操作流程	要点与说明
6. 打开皮镊包　用无菌棉签蘸 2% 的碘附放在无菌弯盘的一端，再取干的无菌棉签放弯盘的另一端	
7. 再次核对治疗部位　请病人说出治疗部位，再次核对	
8. 安置病人体位　根据治疗部位协助病人取适宜体位，暴露治疗部位	
9. 安置病人用物　将病人脱下的衣物放在一次性隔离单上	• 避免交叉感染
10. 戴无菌手套　卫生手消毒，戴无菌手套	
11. 挤疣　用一手的拇指和食指固定皮损部位的皮肤，另一手持皮镊与皮肤成 75°角，轻夹疣体的基底部，稍用力向上快速将疣体拔除	
12. 压迫止血　用干的无菌棉签压迫止血	
13. 涂 2% 碘伏　用蘸 2% 碘伏的棉签涂于治疗部位	
14. 协助病人穿好衣物	
15. 整理用物　将一次性隔离单和用过的棉签，按控感要求处理后放入医疗垃圾桶，无菌包送供应室高压灭菌消毒，速干手消毒剂洗手，脱掉无菌手套，放入医疗垃圾桶，卫生手消毒	• 避免交叉感染
16. 告知病人注意事项 （1）挤疣后 3 天勿洗澡 （2）挤疣部位每日涂两次 2% 碘附 （3）用过的毛巾、搓澡巾、贴身衣物应煮沸消毒 （4）患了软疣不可搔抓，应及早诊治 （5）家中发现本病时，应及时隔离，勿公用浴巾和澡盆并注意消毒衣物	• 避免感染 • 避免自身接种 • 避免接触传染
17. 再次核对病人并记录　再次核对病人姓名、就诊卡号及治疗部位，并在治疗单上签字	

【参考文件】

1. 吴志华. 皮肤科治疗学. 第 2 版. 北京：科学出版社，2013.
2. 常用临床护理技术服务规范. 中华人民共和国卫生部. 2010.

【文件保留】 1 年

【附件】 无

【质控要点】

1. 操作时避免交叉感染。
2. 挤疣后3天勿洗澡，避免感染。用过的毛巾、搓澡巾、贴身衣物应煮沸消毒。

【文件交付】

1. 医疗副院长
2. 护理部主任
3. 临床科室主任（皮肤科）
4. 科护士长（所有）
5. 护士长（所有护理单元）

传染性软疣治疗技术评分标准

科室：　　　　　　　　　　　　　　　　　　　　　　　姓名：

项目	总分	技术操作要求	权重				得分	备注
			A	B	C	D		
操作过程	90	洗手，戴口罩	2	1	0	0		
		核对病人	8	6	3	0		
		解释并评估	4	3	2	0		
		在诊床上铺一次性隔离单	3	2	1	0		
		准备并检查用物	3	2	1	0		
		打开皮镊包	3	2	1	0		
		再次核对治疗部位	5	3	1	0		
		安置病人体位	5	3	1	0		
		安置病人用物	4	3	2	0		
		戴无菌手套	3	2	1	0		
		挤疣	12	8	4	0		
		压迫止血	8	6	3	0		

续表

项目	总分	技术操作要求	权重				得分	备注
			A	B	C	D		
操作过程	90	涂2%碘附	8	6	3	0		
		协助病人穿好衣物	4	3	2	0		
		整理用物	8	6	3	0		
		告知病人注意事项	4	3	2	0		
		再次核对病人并记录	6	4	2	0		
评价	10	挤疣动作熟练、节力	4	3	2	0		
		沟通有效	3	2	1	0		
		关心病人感受	3	2	1	0		
总分	100							

主考教师：　　　　　　　　　　　　考核日期：

六十、白癜风自体表皮移植技术

autologous epidermal transplantation in vitiligo

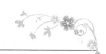

【目的与适用范围】

制定本规章与流程的目的是规范护士为病人进行自体表皮移植时应遵循的操作程序，保证治疗效果。

【规章】 无

【名词释义】

1. 自体表皮移植（autologous skin graft）（起疱法）（blistering）　用负压起疱法，在皮损和正常皮肤部位同时起疱，然后将正常皮肤疱顶表皮移植于皮损部。

2. 自体表皮移植（autologous skin graft）（磨削法）（grinding）　用负压法在正常皮肤部位起疱，皮损部位用磨削头打磨，打磨至轻微点状出血，然后将正常皮肤疱顶表皮移植于皮损部。

【流程】

（一）必需品

自体表皮移植治疗仪、治疗车、治疗盘、白癜风治疗包（弯盘2个、眼科镊2个、眼科剪1个）、无菌磨削头、无菌纱布、无菌凡士林纱布、无菌棉签、无菌手套、一次性20ml注射器、一次性备皮刀、自粘性外科敷料、75%乙醇溶液、0.9%氯化钠注射液100ml、5%利多卡因乳膏、创可贴、速干手消毒剂、医疗垃圾桶、生活垃圾桶、利器盒。

（二）操作

操作流程	要点与说明
1. 洗手，戴口罩	
2. 核对病人　请病人说出姓名及治疗项目，护士复述其姓名及治疗项目，两名医护人员共同持病人就诊卡和治疗单，核对病人姓名、性别、年龄、就诊卡号、治疗项目及治疗部位	• 确保病人正确 • 保证治疗项目、部位、正确。
3. 解释并评估　向病人解释操作目的，治疗方法，治疗后反应及注意事项，评估病人皮肤情况	• 取得病人的配合
4. 遵医嘱选择适合的操作方法　根据皮损大小，治疗部位，选择适合的操作方法	• 保证操作方法正确
5. 检查用物 （1）检查各种物品在有效期内，外包装完好，无潮湿、破损，无菌包灭菌指示胶带变色 （2）核对药名、浓度、剂量、用法，检查在有效期之内；瓶装药液瓶口无松动，瓶体无裂痕；袋装药液外包装密封完整，无渗漏	
6. 准备用物　准备自体表皮移植治疗仪，接通电源。根据皮损大小，治疗部位，确定起疱数目，选择相应的吸引杯	
7. 选择供皮区　根据治疗部位，协助病人坐位或卧位，选择病人的小腹或大腿内侧肤色正常皮肤为供皮区	• 避免影响移植效果
8. 受皮区皮肤准备　协助病人暴露受皮区皮肤，有毛发者，如眉毛等需要备皮清除毛发	
9. 消毒受皮区和供皮区皮肤　用75%乙醇溶液棉签，分别以受皮区和供皮区中心为原点，由内向外螺旋式消毒皮肤	
10. 起疱期准备　打开表皮移植治疗仪的运行开关，将吸引杯分别放置于受皮区和供皮区，将吸引杯上压力栓慢慢拔出并固定，机器可自动调节至负压40~50kPa，温度43~45℃ （1）起疱法受皮区和供皮区均起疱 （2）磨削法供皮区起疱，受皮区用5%利多卡因乳膏涂抹，用保鲜膜覆盖保护	• 确保起疱的质量，避免影响移植效果 • 保持衣物清洁，避免影响局麻药的效果
11. 起疱期观察　巡视关心病人，观察表皮移植治疗仪的压力和温度，避免压力过大或过小，温度过高或过低，起疱期一般需40~90分钟	• 避免造成疱壁破裂、不起疱或血疱形成

续表

操作流程	要点与说明
12. 取下吸引杯　起疱完成后，将吸引杯上压力栓慢慢推回，取下吸引杯	
13. 安置病人体位　协助病人进入移植室，按需安置于坐位或卧位	
14. 打开白癜风治疗包　把治疗车移至病人身旁，卫生手消毒，在治疗盘内打开无菌包	
15. 准备无菌纱布　打开无菌纱布 2 包，分别放于 2 个弯盘内	
16. 准备盐水纱布　用 20ml 注射器抽取 0.9% 氯化钠注射液，将其中一弯盘内纱布浸湿待用	
17. 准备油纱布　打开无菌凡士林纱布 2 块，1 块放于另一弯盘纱布上，另 1 块置于包皮内	
18. 再次消毒受皮区和供皮区的皮肤　用 75% 乙醇溶液棉签分别再次消毒受皮区和供皮区的皮肤	
19. 戴无菌手套　卫生手消毒，戴无菌手套	
20. 受皮区移植前准备 （1）起疱法受皮区用眼科剪沿疱的基底边缘剪下，剪下的表皮弃之，受皮区创面用眼科镊轻轻清理干净，用盐水纱布覆盖，保护创面 （2）磨削法用磨削头在受皮区皮肤上打磨，边打磨边用盐水纱布擦拭，至轻微点状出血，然后用盐水纱布覆盖保护	• 盐水纱布可降低打磨部位皮肤的温度
21. 供皮区移植前准备　供皮区用眼科剪沿疱的基底边缘剪下，剪下的表皮，将其反放在油纱布上，用眼科镊将皮片内面展平并清理干净	
22. 移植　用眼科镊将供皮区皮片内面，平铺到受皮区创面并保持平整，用无菌纱布轻压吸出渗液	• 以免影响移植效果
23. 固定包扎　供皮区用 2～3 层油纱布覆盖，自粘性外科敷料敷贴；受皮区用 2～3 层油纱布和无菌纱布覆盖，再用创可贴加压包扎固定	• 良好的固定是移植成功的关键
24. 脱掉手套　脱掉手套置于医疗垃圾桶，卫生手消毒	
25. 告知病人注意事项 （1）移植后 7～10 天内禁止水洗，保持皮肤干燥 （2）移植 7～10 天后可自行揭掉敷料，可水洗，勿揉搓、搔抓	• 避免感染，防止敷料脱落

续表

操作流程	要点与说明
(3) 移植区皮肤较松或活动大的部位应制动，特别是嘴角和关节，嘴角周围移植后 3~4 天内用吸管吃流质饮食 (4) 避免精神紧张，劳逸结合，生活规律 (5) 移植后受皮区皮肤颜色发红或变深均属正常反应，会逐渐恢复正常肤色 (6) 移植后供皮区皮肤可有色素沉着，会逐渐恢复正常肤色	• 防止皮片脱落、移位、起皱，影响皮片存活 • 精神创伤、失眠、情绪波动，可造成植皮区色素脱失
26. 协助病人恢复正常体位，穿好衣物	
27. 再次核对病人并记录，再次核对病人姓名、就诊卡号、治疗部位，在治疗单上签字	
28. 整理用物　关闭自体表皮移植治疗仪的电源，清洁干净后放回原处，白癜风治疗包待送供应室消毒后备用，洗手	
29. 注意事项 (1) 操作中严格执行无菌操作原则 (2) 移植后受皮区应无渗液，皮片固定要牢固	• 以免造成皮片脱落

【参考文件】

1. 赵辨. 中国临床皮肤病学（下册）. 南京：江苏科学技术出版社，2010.
2. 丁新甫. 实用白癜风诊疗全书. 北京：中国科学技术出版社，2006.

【文件保留】 1 年

【附件】 无

【质控要点】

1. 操作中严格执行无菌操作原则。

2. 起疱过程中应注意压力和温度，避免过大或过小，造成疱壁破裂、不起疱或血疱形成。

3. 供皮区的皮片应清理干净，皮片移植到受皮区应保持平整。

【文件交付】

1. 医疗副院长
2. 护理部主任

3. 临床科室主任（皮肤科）

4. 科护士长（所有）

5. 护士长（所有护理单元）

自体表皮移植技术评分标准

科室：　　　　　　　　　　　　　　　　　　　　　　　　　姓名：

项目	总分	技术操作要求	权重				得分	备注
			A	B	C	D		
操作过程	90	洗手，戴口罩	2	1	0	0		
		核对病人	6	4	2	0		
		解释并评估	5	3	1	0		
		遵医嘱选择适合的操作方法	4	3	2	0		
		检查用物	3	2	1	0		
		准备用物	3	2	1	0		
		选择供皮区	4	3	2	0		
		受皮区皮肤准备	4	3	2	0		
		消毒受皮区和供皮区皮肤	2	1	0	0		
		起疱期准备	4	3	2	0		
		起疱期观察	4	3	2	0		
		取下吸引杯	3	2	1	0		
		安置病人体位	2	1	0	0		
		打开白癜风治疗包	2	1	0	0		
		准备无菌纱布	2	1	0	0		
		准备盐水纱布	2	1	0	0		
		准备油纱布	2	1	0	0		
		再次消毒受皮区和供皮区的皮肤	2	1	0	0		
		戴无菌手套	2	1	0	0		
		受皮区移植前准备	4	3	2	0		
		供皮区移植前准备	4	3	2	0		
		移植	6	4	2	0		
		固定包扎	4	3	2	0		

续表

项目	总分	技术操作要求	权重				得分	备注
			A	B	C	D		
操作过程	90	脱掉手套	2	1	0	0		
		告知病人移植后注意事项	4	3	2	0		
		协助病人恢复体位	2	1	0	0		
		再次核对病人并记录	3	2	1	0		
		整理用物	3	2	1	0		
评价	10	操作动作熟练、精细	4	3	2	0		
		操作中关注注意事项	4	3	2	0		
		沟通有效,关心病人感受	2	1	0	0		
总分	100							

主考教师: 考核日期:

六十一、光动力治疗技术

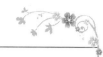

photodynamic therapy technique

【目的与适用范围】

制定本规章与流程的目的是规范护士为病人进行光动力治疗时应遵循的操作程序，以保证治疗正确。

【规章】 无

【名词释义】

光动力疗法（photodynamic thempy，PDT）：是通过全身或局部用药给予光敏剂，利用靶细胞与周围正常细胞积聚光敏剂的差异，使光敏剂在靶细胞中特异性集聚，经特定波长的激光照射后，激发光敏剂产生一系列的光化学反应。

【流程】

（一）必需品

LED治疗仪、冷喷机、计时器、护目镜、粉刺针、治疗盘、一次性5ml注射器、棉签、75%乙醇溶液、0.9%氯化钠注射液、胶原贴敷料、发带、玻璃小碗、美容刷、透明膜、光敏挂耳膜、净颜面巾、一次性面巾纸、洁面乳、面霜/乳液、防晒霜、医用胶带、速干手消毒剂、医疗垃圾桶、生活垃圾桶、利器盒。

（二）操作

操作流程	要点与说明
1. 洗手，戴口罩	
2. 核对病人 请病人说出姓名及治疗项目，护士复述其姓名及治疗项目，两名医护人员共同持病人就诊卡和光动力治疗技术记录单（附件8），核对病人姓名、性别、年龄、就诊卡号、治疗项目及治疗部位，查看确认已签署的知情同意书	• 保证病人正确 • 保证治疗项目和部位正确

续表

操作流程	要点与说明
3. 解释并评估 （1）向病人解释操作目的、治疗原理，治疗后可能出现的反应 （2）评估病人治疗部位皮损的情况	• 取得病人的配合 • 采取适当的治疗方法
4. 协助病人清洁面部并拍照　协助病人使用洁面乳彻底清洁后抽取面巾纸擦干面部，戴发带，配合拍照	
5. 安置病人体位　根据治疗部位，按需协助病人取舒适体位	
6. 协助病人暴露治疗部位	
7. 抽取药液 （1）取出注射器，检查注射器完整、无裂缝，拔下针帽弃于生活垃圾桶内，检查针头无钩、无弯曲，固定针栓，抽动注射器活塞并回抽至针筒中空气的体积等于需要抽取药液的体积 （2）一手扶住小瓶，另一手固定注射器针栓将针头从瓶塞中心或设计好的刺入点刺入瓶中，将注射器中的空气推入小瓶中，将小瓶翻转直立，使针尖在药液液面下，抽取药液，现用现配	• 遵循清洁操作原则 • 向小瓶内注气以增加瓶内压力，利于吸液
8. 加药入碗　将抽出药液推入玻璃小碗内	
9. 再次核对药液　请另一名医护人员将空药液瓶与光动力治疗技术记录单（附件8）核对，确认无误后弃入利器盒	• 确保配液正确
10. 再次核对治疗部位　请病人说出姓名、治疗部位，再次核对	
11. 清除创面　协助病人取平卧位，对有脓疱、结节、囊肿者使用75%乙醇溶液消毒后用粉刺针将脓疱排干净，并使用0.9%生理盐水清洁局部	• 减轻炎症
12. 敷药　使用美容刷外涂药液，皮损处可覆盖浸有药液的薄棉片	• 加强药物疗效
13. 封包治疗　遮盖透明膜及光敏挂耳膜，根据皮损情况，避光封包1~1.5小时	
14. 清除药液　使用净颜面巾擦除残留药液	• 清洁面部

操作流程	要点与说明
15. 照光 嘱病人保持体位并闭眼，戴专用安全防护目镜，遮挡口唇，调节 LED 治疗仪参数，设置照射时间 20 分钟，波长 633nm，输出强度 60mW/cm；调整照射部位距光源为 15cm，保持光束与光照区域的垂直，每次治疗根据皮损情况调整各能量值	• 保证治疗安全
16. 敷面膜、冷喷 使用胶原贴敷料及冷喷机 20 分钟	• 降温、修复、消肿、缓解面部不适感
17. 皮肤护理 使用保湿修复霜、防晒霜	• 保湿、修复、防晒
18. 告知病人注意事项 （1）治疗后的注意事项：饮食、防晒等 （2）医学护肤品正确使用方法 （3）复诊时间及联系方式，完成正规、全疗程治疗 （4）不适随诊 （5）连续治疗 3 次，每次治疗间隔 7~14 天，10 天为宜，重症的可连续治疗 6 次	• 取得病人的配合，保证治疗安全、有效、完整
19. 再次核对病人 再次核对病人姓名、病历号，治疗部位	
20. 整理用物 卫生手消毒，整理用物，洗手	
21. 观察并记录 观察病人治疗后反应，若有异常及时报告医师予以处理，并记录	

【参考文件】

中华医学会编著. 临床技术操作规范美容医学分册. 北京：人民军医出版社，2004.

【文件保留】 1 年

【附件】

附件8 光动力治疗技术记录单

【质控要点】

LED 红光治疗仪照射 20 分钟，波长 633nm，输出强度 60mW/cm，照射部位距光源 15cm，嘱病人保持体位并闭眼，戴专用安全防护目镜，遮挡口唇，保持光束与光照区域的垂直，每次治疗根据皮损情况调整各能量值。

【文件交付】

1. 医疗副院长
2. 护理部主任
3. 临床科室主任（皮肤科）
4. 科护士长（所有）
5. 护士长（所有护理单元）

光动力治疗技术评分标准

科室：　　　　　　　　　　　　　　　　　　　　　　　　姓名：

项目	总分	技术操作要求	权重				得分	备注
			A	B	C	D		
操作过程	90	洗手，戴口罩	2	1	0	0		
		核对病人	6	4	2	0		
		评估并解释	6	4	2	0		
		协助病人清洁面部并拍照	4	3	2	0		
		安置病人体位	2	1	0	0		
		暴露治疗部位	2	1	0	0		
		准备并检查用物	4	3	2	0		
		核对药液	3	2	1	0		
		抽取药液	3	2	1	0		
		加药入碗	2	1	0	0		
		再次核对药液	4	3	2	0		
		再次核对治疗部位	4	3	2	0		
		清除创面	4	3	2	0		
		敷药	8	6	3	0		
		封包治疗	4	3	2	0		
		清除药液	2	1	0	0		
		照光	5	3	1	0		
		敷面膜、冷喷	5	3	1	0		
		皮肤护理	2	1	0	0		

项目	总分	技术操作要求	权重				得分	备注
			A	B	C	D		
操作过程	90	告知病人注意事项	8	6	3	0		
		再次核对病人	5	3	1	0		
		整理用物	2	1	0	0		
		观察并记录	3	2	1	0		
评价	10	操作动作熟练、节力	4	3	2	0		
		沟通有效	3	2	1	0		
		关心病人感受	3	2	1	0		
总分	100							

主考教师：   考核日期：

六十二、 果酸化学剥脱技术

chemical peels technique with alpha hydroxyacid (AHA)

【目的与适用范围】

制定本规章与流程的目的是规范护士为病人进行果酸化学剥脱时应遵循的操作程序，以保证治疗正确。

【规章】 无

【名词释义】 无

【流程】

（一）必需品

计时器、粉刺针、治疗盘、棉签、消毒棉片、一次性 5ml 注射器、20%、35%、50%、70%的酸液、2%~4%的碳酸氢钠溶液、75%乙醇溶液、凡士林、洁面乳、面部清洁剂、面膜、面巾、面霜/乳液、防晒霜、毛巾、发带、玻璃小碗、美容刷、速干手消毒剂、医疗垃圾桶、生活垃圾桶、利器盒。

（二）操作

操作流程	要点与说明
1. 洗手，戴口罩	
2. 核对病人　请病人说出姓名及治疗项目，护士复述其姓名及治疗项目，两名医护人员共同持病人就诊卡和果酸化学剥脱技术记录单（附件 9），核对病人姓名、性别、年龄、就诊卡号、治疗项目及治疗部位，查看确认已签署的知情同意书	• 保证病人正确 • 保证治疗项目和部位正确
3. 解释并评估 （1）向病人解释操作目的、治疗原理，治疗后可能出现的反应 （2）评估病人的病情、治疗部位的皮肤	• 取得病人的配合 • 选择适合的操作方法

342

续表

操作流程	要点与说明
4. 协助病人清洁面部后拍照 协助病人使用洁面乳清洁后抽取面巾纸擦干面部，戴发带，配合拍照	
5. 安置病人体位 根据治疗部位，按需协助病人取舒适体位	
6. 协助病人暴露治疗部位	
7. 准备并检查用物、核对药品 （1）检查各种物品在有效期内，外包装完整，无潮湿、破损 （2）核对酸液名称、浓度、剂量、用法、时间正确；检查在有效期之内；无变色、沉淀、混浊、絮状物；瓶装药液瓶口无松动，瓶体无裂痕	• 确保物品使用正确 • 确保酸液使用正确
8. 抽取酸液 （1）检查注射器完整、无裂缝，拔下针帽弃于生活垃圾桶内，检查针头无钩、无弯曲，固定针栓，抽动注射器活塞并回抽至针筒中空气的体积等于需要抽取酸液的体积 （2）一手扶住小瓶，另一手固定注射器针栓将针头从瓶塞中心或设计好的刺入点刺入瓶中，将注射器中的空气推入小瓶中，将小瓶翻转直立，使针尖在酸液液面下，抽取酸液，现用现配	• 遵循清洁操作原则 • 向小瓶内注气以增加瓶内压力，利于吸液
9. 加入酸液 将抽出酸液推入玻璃小碗内	
10. 再次核对酸液 请另一名医护人员将空酸液瓶与果酸化学剥脱技术记录单（附件9）核对，确认无误后弃入利器盒	• 确保配液正确
11. 再次核对治疗部位 请病人说出姓名治疗部位，再次核对	
12. 清洁皮肤 协助病人取平卧位，颈部铺垫毛巾，嘱病人闭目，将棉片用面部清洁剂浸湿后再次清洁整个面部	• 确保面部清洁
13. 涂凡士林 用棉签蘸凡士林抹于眼睑、鼻孔和口唇周围	• 保护皮肤黏膜
14. 刷酸 用美容刷蘸取酸液涂于病人面、颈部，停留3~5分钟，当病人出现红斑、白霜或刺痛时，以4%碳酸氢钠溶液进行中和	• 果酸治疗
15. 清洁面部 冷水清洁面部，面巾纸拭干	• 洗净中和液
16. 清创 使用粉刺针清除面部的粉刺及痤疮	• 加快皮肤愈合
17. 敷面膜 从冰箱中取出面膜，敷于面部20分钟	• 降温、祛红、消肿、修复、缓解疼痛

续表

操作流程	要点与说明
18. 皮肤护理　使用保湿修复霜、防晒霜	• 保湿、修复、防晒
19. 告知病人注意事项 （1）治疗后的注意事项：饮食、防晒等 （2）医学护肤品正确使用方法 （3）复诊时间及联系方式 （4）不适随诊	• 取得病人的配合，保证治疗安全、有效、完整
20. 再次核对病人　再次核对病人姓名、病历号、治疗部位	
21. 整理用物　卫生手消毒，整理用物，洗手	
22. 观察并记录　观察病人治疗后反应，若有异常及时报告医师予以处理并记录	
23. 注意事项 （1）针对果酸治疗禁忌者应谨慎处理。包括：拟做其他手术的部位和创面；施术区患有接触性皮炎、湿疹等过敏性皮肤病或皮肤处于敏感状态；局部有单纯疱疹、脓疱疮等感染性疾病；近 3 个月接受过放疗、冷冻及皮肤磨削术者；精神病病人或情绪不稳定者；免疫缺陷性疾病病人；妊娠和哺乳期妇女；果酸过敏者 （2）首次治疗使用 20% 的果酸，每 3~4 周治疗 1 次，以后可逐渐延长果酸在皮肤上的保留时间，或增加其浓度，做到治疗安全有效 （3）嘱病人做好面部防晒	

【参考文件】

中华医学会编著. 临床技术操作规范美容医学分册. 北京：人民军医出版社，2004.

【文件保留】　1 年

【附件】

附件 9　果酸化学剥脱技术记录单

【质控要点】

1. 针对果酸治疗禁忌者应谨慎处理。包括：拟做其他手术的部位和创面；施术区患有接触性皮炎、湿疹等过敏性皮肤病或皮肤处于敏感状态；局部有单纯疱疹、脓疱疮等感染性疾病；近 3 个月接受过放疗、冷冻及皮肤磨削术者；精神病病人或情绪不稳定者；免疫缺陷性疾病病人；妊娠和哺乳期妇女；果酸过敏者。

2. 酸液现用现配。

3. 果酸首次治疗使用20%的果酸，每 3~4 周治疗 1 次，以后可逐渐延长果酸在皮肤上的保留时间，或增加其浓度，做到治疗安全有效。

【文件交付】

1. 医疗副院长

2. 医务处处长

3. 护理部主任

4. 临床科室主任（皮肤科）

5. 科护士长（所有）

6. 护士长（所有护理单元）

果酸化学剥脱技术评分标准

科室：　　　　　　　　　　　　　　　　　　　　　　　姓名：

项目	总分	技术操作要求	权重				得分	备注
			A	B	C	D		
操作过程	90	洗手，戴口罩	2	1	0	0		
		核对病人	6	4	2	0		
		评估并解释	4	3	2	0		
		协助病人清洁面部后拍照	4	3	2	0		
		安置病人体位	2	1	0	0		
		暴露治疗部位	2	1	0	0		
		准备并检查用物	5	3	1	0		
		抽取酸液	4	3	2	0		
		加入酸液	2	1	0	0		
		再次核对酸液	4	3	2	0		

续表

项目	总分	技术操作要求	权重				得分	备注
			A	B	C	D		
操作过程	90	再次核对治疗部位	4	3	2	0		
		清洁皮肤	4	3	2	0		
		涂凡士林	2	1	0	0		
		刷酸	12	8	4	0		
		清洁面部	2	1	0	0		
		清创	5	3	1	0		
		敷面膜	4	3	2	0		
		皮肤护理	4	3	2	0		
		告知病人注意事项	8	6	3	0		
		再次核对病人	5	3	1	0		
		整理用物	2	1	0	0		
		观察并记录	3	2	1	0		
评价	10	操作动作熟练、节力	4	3	2	0		
		沟通有效	3	2	1	0		
		关心病人感受	3	2	1	0		
总分	100							

主考教师：　　　　　　　　　　　　　　　　考核日期：

六十三、 白癜风微小皮片移植术护理配合

nursing cooperation of mini punch skin grafting in vitiligo

【目的与适用范围】

制定本规章与流程的目的是规范护士配合医师为病人进行微小皮片移植时应遵循的操作程序，以保证微小皮片移植术顺利进行。

【规章】 无

【名词释义】

微小皮片移植（mini punch grafting）：在正常皮肤和皮损部位均用钻孔取皮，将皮损处皮片去除，将正常皮肤皮片移植于皮损部钻孔处。

【流程】

（一）必需品

治疗车、治疗盘、环钻、白癜风治疗包、无菌包、无菌纱布、医用凡士林纱布、无菌手套、一次性 20ml 注射器、自粘性外科敷料、2.5%碘伏溶液、75%乙醇溶液、2%利多卡因注射液、0.9%氯化钠注射液 100ml、砂轮、创可贴、速干手消毒剂、医疗垃圾桶、生活垃圾桶、利器盒。

（二）操作

操作流程	要点与说明
1. 洗手，戴口罩	
2. 核对病人　请病人说出姓名及治疗项目，护士复述其姓名及治疗项目，与医师共同持病人就诊卡和治疗单，核对病人姓名、性别、年龄、就诊卡号及微小皮片移植术的部位	• 保证病人正确

续表

操作流程	要点与说明
3. 核对药品　持病人就诊卡和门诊处方笺，与医师共同核对2%利多卡因注射液、0.9%氯化钠注射液，核对药名、浓度、剂量、用法	• 确保药品正确
4. 记录并确认签署知情同意书　将病人信息记录到微小皮片移植术记录本上，与医师确认已签署微小皮片移植术知情同意书	
5. 解释并评估　向病人解释微小皮片移植目的，配合方法，配合医师评估病人移植部位及合作程度，询问药物过敏史	• 取得病人的配合
6. 准备并检查用物　洗手，准备并检查用物 (1) 检查各种物品在有效期内，外包装完整，无潮湿、破损，白癜风治疗包和无菌包灭菌指示胶带变色 (2) 核对药名、浓度、剂量、用法正确；检查在有效期之内无变色、沉淀、混浊、絮状物，瓶体无裂痕；袋装药液外包装密封完整，无渗漏	
7. 安置病人体位　根据移植部位的不同协助病人取适合的体位	
8. 皮肤准备　受皮区和供皮区均常规术前备皮	
9. 准备消毒溶液　分别打开白癜风治疗包和无菌包，将2.5%碘附和75%乙醇溶液分别倒入弯盘内	
10. 准备无菌纱布　打开无菌纱布包，置于弯盘内	
11. 准备盐水纱布　打开0.9%氯化钠注射液瓶盖，安尔碘棉签消毒瓶塞，用注射器抽取0.9%氯化钠注射液将弯盘内纱布浸湿待用	
12. 准备其他用物　将一次性无菌注射器、无菌凡士林纱布、自粘性外科敷料、创可贴打于包内	
13. 再次核对病人微小皮片移植术的部位　请病人说出姓名、微小皮片移植术的部位，再次核对	
14. 协助医师抽取药液 (1) 将药物名称朝向医师，请其确认 (2) 用手指轻弹安瓿头部使液体回流至体部	• 遵循无菌操作原则 • 轻弹安瓿使药液回流以保证药品剂量准确

操作流程	要点与说明
（3）用砂轮在安瓿颈部划一锯痕，用安尔碘棉签消毒安瓿颈部一周，消毒应从划痕边缘起至划痕处，待干 （4）取出无菌纱布，一手持纱布包裹安瓿头部，另一手持安瓿体部，掰开安瓿 （5）手持安瓿，药物名称朝向医师，医师再次确认后将无菌注射器针头插入安瓿后抽取药液	• 安瓿颈部有圆点标记的为易掰安瓿，可不用划痕 • 纱布包裹安瓿后掰开，减少发生锐器伤的危险
15. 再次核对药品　与医师再次核对确认无误后将空安瓿弃入利器盒	
16. 配合医师取下受皮区和供皮区皮片　待医师局部浸润麻醉后，戴无菌手套，协助医师用环钻分别取下供皮区和受皮区的皮片，受皮区皮片取下弃之，将供皮区皮片置于盐水纱布上待用，将无菌纱布递于医师，按压止血	
17. 配合医师将供皮区皮片移植到受皮区　协助医师将供皮区皮片移植到受皮区	
18. 包扎固定　供皮区用无菌凡士林纱布覆盖创面，自粘性外科敷料贴；受皮区覆盖凡士林纱布、无菌纱布，再用创可贴加压包扎固定	• 术后良好的固定是手术成功的关键
19. 术中观察　在手术过程中应注意观察病人的情况、关心安慰，让病人放松。如移植术在头面部，铺巾后会影响病人呼吸空间，尤其注意呼吸变化	• 术中减轻病人紧张，确保病人安全
20. 术后协助病人恢复正常体位	
21. 告知病人注意事项 （1）术后保持局部伤口清洁、干燥，禁止水洗，对手术部位进行保护 （2）避免剧烈运动及受皮区过度扭转、牵拉 （3）避免精神紧张，劳逸结合，生活规律 （4）包扎 7 天后可自行去除外包扎固定敷料，勿揉搓、搔抓手术部位	• 避免感染 • 情绪低落，精神紧张，可导致受皮区色素脱失
22. 术后观察　观察病人移植术后的反应，若有异常及时报告医师并予以处理	
23. 再次核对并记录　再次核对病人姓名、就诊卡号、手术名称并在记录本上签字	
24. 整理用物　卫生手消毒，整理用物，洗手	

【参考文件】

赵辨. 中国临床皮肤病学（下册）. 南京：江苏科学技术出版社，2010.

【文件保留】 1 年

【附件】 无

【质控要点】

1. 抽吸药液及打开无菌包时遵循无菌操作原则，避免污染。
2. 移植术在头面部时，应注意观察病人呼吸的变化。

【文件交付】

1. 医疗副院长
2. 医务处处长
3. 护理部主任
4. 临床科室主任（皮肤科）
5. 科护士长（所有）
6. 护士长（所有护理单元）

白癜风微小皮片移植术护理配合评分标准

科室：　　　　　　　　　　　　　　　　　　　　　　姓名：

项目	总分	技术操作要求	权重				得分	备注
			A	B	C	D		
操作过程	90	洗手，戴口罩	2	1	0	0		
		核对病人	6	4	2	0		
		核对药品	5	3	1	0		
		记录并确认签署知情同意书	5	3	1	0		
		解释并评估	5	3	1	0		
		准备并检查用物	4	3	2	0		
		安置病人体位	3	2	1	0		
		皮肤准备	3	2	1	0		
		准备消毒溶液	3	2	1	0		

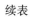

续表

项目	总分	技术操作要求	权重				得分	备注
			A	B	C	D		
操作过程	90	准备无菌纱布	3	2	1	0		
		准备盐水纱布	3	2	1	0		
		准备其他用物	3	2	1	0		
		再次核对微小皮片移植术部位	3	2	1	0		
		协助医师抽取药液	4	3	2	0		
		再次核对药品	3	2	1	0		
		配合医师取下受皮区和供皮区皮片	5	3	1	0		
		配合医师将供皮区皮片移植到受皮区	5	3	1	0		
		包扎固定	5	3	1	0		
		术中观察	4	3	2	0		
		协助病人恢复正常体位	2	1	0	0		
		告知病人注意事项	4	3	2	0		
		术后观察	4	3	2	0		
		再次核对并记录	4	3	2	0		
		整理用物	2	1	0	0		
评价	10	配合医师操作熟练	4	3	2	0		
		沟通有效	2	1	0	0		
		关心病人感受	4	3	2	0		
总分	100							

主考教师： 考核日期：

六十四、 皮肤病理活检术护理配合

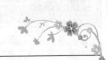

nursing cooperation of skin biopsy

【目的与适用范围】

制定本规章与流程的目的是规范护士配合医师进行病理活检术时应遵循的操作程序，以保证病理活检术顺利进行。

【规章】 无

【名词释义】 无

【流程】

（一）必需品

治疗车、治疗盘、皮肤缝合包、无菌纱布、无菌手套、自粘性外科敷料、一次性5ml注射器、2%利多卡因注射液、2.5%碘附溶液、75%乙醇溶液、砂轮、盛有固定液的小瓶、速干手消毒剂、医疗垃圾桶、生活垃圾桶、利器盒。

（二）操作

操作流程	要点与说明
1. 洗手，戴口罩	
2. 核对病人 请病人说出姓名及治疗项目，护士复述其姓名及治疗项目，与医师共同持病人就诊卡和病理活检单，核对病人姓名、性别、年龄、就诊卡号及活检部位	• 确保病人正确
3. 核对药品 与医师持病人就诊卡和门诊处方笺，共同核对病人姓名、局部浸润麻醉药物的药名、浓度、剂量、用法	• 确保药品正确
4. 记录并确认签署知情同意书 将病人信息登记到病理活检登记本上，与医师确认已签署病理活检术知情同意书	

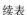

操作流程	要点与说明
5. 解释并评估　向病人解释病理活检术目的，讲解配合方法，配合医师评估病理活检部位并评估病人的病情、合作程度，询问药物过敏史	• 取得病人的配合
6. 准备盛有固定液的小瓶　将病理活检单贴于盛有固定液的小瓶外	
7. 准备并检查用物　洗手，准备并检查用物 （1）检查各种物品在有效期内，外包装完好，无潮湿、破损，皮科缝合包灭菌指示胶带变色 （2）2%利多卡因注射液，检查在有效期之内；无变色、沉淀、混浊、絮状物	
8. 安置病人体位　根据活检部位协助病人完成体位安置	
9. 准备消毒溶液　打开皮科缝合包，将2.5%碘附和75%乙醇溶液分别倒入弯盘内	
10. 准备其他用物　将一次性无菌注射器、缝合线、自粘性外科敷料打开放于包内	
11. 再次核对活检部位　请病人说出姓名、病理活检部位，再次核对	
12. 协助医师抽取药液 （1）将药物名称朝向医师，请其确认 （2）用手指轻弹安瓿头部使液体回流至体部 （3）用砂轮在安瓿颈部划一锯痕，用安尔碘棉签消毒安瓿颈部一周，消毒应从划痕边缘起至划痕处，待干 （4）取出无菌纱布，一手持纱布包裹安瓿头部，另一手持安瓿体部，瓣开安瓿 （5）手持安瓿，药物名称朝向医师，医师再次确认后将无菌注射器针头插入安瓿后抽取药液	• 遵循无菌操作原则 • 轻弹安瓿使药液回流以保证药品剂量准确 • 安瓿颈部有圆点标记的为易瓣安瓿，可不用划痕 • 纱布包裹安瓿后瓣开，减少发生锐器伤的危险
13. 再次核对药品　与医师再次核对确认无误后将空安瓿弃入利器盒	

续表

操作流程	要点与说明
14. 配合医师取病理组织 （1）待医师局部浸润麻醉后，戴无菌手套，将无菌纱布和手术刀递于医师 （2）待医师取下病理组织将持针器递于医师缝合切口，缝合完毕后，护士用自粘性外科敷料贴敷于手术部位	
15. 病理组织放入固定液的小瓶中　核对病人姓名、就诊卡号，将取下的病理组织放入盛有固定液的小瓶中，待送病理科	
16. 术中观察　术中观察病人的面色、脉搏及呼吸等情况，关心安慰，让病人放松	
17. 术后协助病人恢复正常体位	
18. 告知病人注意事项 （1）保持创口清洁、干燥 （2）自觉创口不适应及时就诊	• 避免伤口感染
19. 术后观察　观察病人病理活检后的反应，若有异常及时报告医师并予以处理	
20. 再次核对病人并记录　再次核对病人姓名、就诊卡号、活检部位，在病理活检登记本上签字	
21. 整理用物　卫生手消毒，整理用物，洗手	

【参考文件】　无

【文件保留】　1 年

【附件】　无

【质控要点】

术中注意观察病人的面色、脉搏及呼吸等情况。

【文件交付】

1. 医疗副院长

2. 医务处处长

3. 护理部主任

4. 临床科室主任（皮肤科）

5. 科护士长（所有）

6. 护士长（所有护理单元）

皮肤病理活检配合技术评分标准

科室：   姓名：

项目	总分	技术操作要求	权重				得分	备注
			A	B	C	D		
操作过程	90	洗手，戴口罩	2	1	0	0		
		核对病人	5	3	1	0		
		核对药品	5	3	1	0		
		记录并确认签署知情同意书	5	3	1	0		
		解释并评估	5	3	1	0		
		准备盛有固定液的小瓶	3	2	1	0		
		准备并检查用物	5	3	1	0		
		安置病人体位	3	2	1	0		
		准备消毒溶液	3	2	1	0		
		准备其他用物	3	2	1	0		
		再次核对活检部位	5	3	1	0		
		协助医师抽吸药液	6	4	2	0		
		再次核对药品	5	3	1	0		
		配合医师取病理组织	8	6	3	0		
		病理组织放入固定液的小瓶中	3	2	1	0		
		术中观察	4	3	2	0		
		协助病人恢复正常体位	3	2	1	0		
		告知病人注意事项	5	3	1	0		
		术后观察	4	3	2	0		
		再次核对病人并记录	5	3	1	0		
		整理用物	3	2	1	0		

续表

项目	总分	技术操作要求	权重				得分	备注
			A	B	C	D		
评价	10	配合医师操作熟练	4	3	2	0		
		沟通有效	3	2	1	0		
		关心病人感受	3	2	1	0		
总分	100							

主考教师：　　　　　　　　　　　　　考核日期：

六十五、 激光治疗术护理配合

nursing care in laser therapy

【目的与适用范围】

制定本规章与流程的目的是规范护士为病人进行激光治疗时应遵循的操作程序，以保证激光治疗术顺利进行。

【规章】 无

【名词释义】 无

【流程】

（一）必需品

激光治疗仪、冷喷机、护目镜、治疗盘、棉签、75%乙醇溶液、0.5‰苯扎溴铵、医用胶带、纱布、一次性备皮刀、一次性面巾纸、耦合剂、胶原贴敷料、洁面乳、面霜/乳液、防晒霜、发带、透明膜、冰袋、速干手消毒剂、医疗垃圾桶、生活垃圾桶、利器盒。

（二）操作

操作流程	要点与说明
1. 洗手，戴口罩	
2. 核对病人 请病人说出姓名及治疗项目，护士复述其姓名及治疗项目，两名医护人员共同持病人就诊卡和激光美容治疗记录单（附件10）/脱毛治疗记录单（附件11），核对病人姓名、性别、年龄、就诊卡号、治疗项目及治疗部位，查看确认已签署的知情同意书	• 保证病人正确 • 保证治疗项目和部位正确
3. 解释并评估 （1）向病人解释操作目的、治疗原理，治疗后可能出现的反应 （2）评估病人的病情、治疗部位的皮肤情况	• 取得病人的配合 • 选择适合的治疗方法

操作流程	要点与说明
4. 协助病人清洁面部后拍照 协助病人使用洁面乳彻底清洁后抽取面巾纸擦干治疗部位，配合拍照，面部治疗者戴发带	
5. 安置病人体位 根据治疗部位，按需协助病人取舒适体位	
6. 协助病人暴露治疗部位	
7. 准备并检查用物 （1）检查各种物品在有效期内，外包装完整，无潮湿、破损 （2）检查相关药液在有效期之内，无变色、沉淀、混浊、絮状物，瓶装药液瓶口无松动，瓶体无裂痕 （3）使用75%乙醇溶液消毒激光治疗头 （4）准备相关用物，连接激光治疗仪的电源，打开开关，自检通过 （5）关门或拉帘遮挡病人	• 确保用物准确、安全 • 确保用药准确、安全 • 确保仪器使用正常 • 保护病人隐私
8. 再次核对治疗部位 请病人说出姓名、治疗部位，再次核对	
9. 根据病人治疗部位进行准备 （1）治疗部位有毛发者，需备皮清除毛发 （2）脱毛及光子嫩肤病人，治疗部位涂抹适当耦合剂，其他病人治疗部位使用0.5‰苯扎溴铵清洁消毒处理 （3）整个面部治疗者，医用胶带遮挡眉毛及不需要治疗的部位	• 保证治疗效果 • 耦合剂起到导体作用 • 彻底清洁治疗部位，以保证激光治疗效果 • 避免非治疗区的毛发及皮肤受损
10. 戴护目镜 嘱病人闭眼，戴眼部护目镜	
11. 治疗后护理 待医师治疗结束后，遵医嘱采取相应的护理措施 （1）脱毛及光子嫩肤病人，协助清除治疗皮肤表面耦合剂，指导病人冷水清洁皮肤 （2）根据治疗项目的需要遵医嘱采取相关术后护理，例如：敷面膜、冰袋冷敷、冷喷、半导体激光照射、药物治疗、使用保湿、防晒等医学护肤产品	• 及时降温、消肿、祛红、修复、保湿、防晒、缓解面部不适感

续表

操作流程	要点与说明
12. 告知病人注意事项 （1）治疗后的注意事项：饮食、防晒等 （2）医学护肤品正确使用方法 （3）复诊时间及联系方式，完成正规、全疗程治疗 （4）不适随诊	• 取得病人的配合，保证治疗安全、有效、完整
13. 再次核对病人 再次核对病人姓名、病历号、治疗部位	
14. 整理用物 卫生手消毒，整理用物，洗手	
15. 观察并记录 观察病人治疗后反应，若有异常及时报告医师予以处理并记录	

【参考文件】

中华医学会. 临床技术操作规范美容医学分册. 北京：人民军医出版社，2004.

【文件保留】 1 年

【附件】

附件 10　激光美容治疗记录单
附件 11　脱毛治疗记录单

【质控要点】

1. 药液现用现配。

2. 治疗部位有毛发者，需备皮清除毛发。

3. 脱毛及光子嫩肤病人，治疗部位涂抹耦合剂，其他病人治疗部位使用0.5‰苯扎溴铵清洁消毒处理。

【文件交付】

1. 医疗副院长

2. 医务处处长

3. 护理部主任

4. 临床科室主任（皮肤科）

5. 科护士长（所有）

6. 护士长（所有护理单元）

激光治疗术的护理配合评分标准

科室：   姓名：

项目	总分	技术操作要求	权重				得分	备注
			A	B	C	D		
操作过程	90	洗手，戴口罩	2	1	0	0		
		核对病人	6	4	2	0		
		解释并评估	8	6	3	0		
		协助病人清洁面部后拍照	2	1	0	0		
		安置病人体位	2	1	0	0		
		协助病人暴露治疗部位	2	1	0	0		
		准备并检查用物	12	8	4	0		
		再次核对治疗部位	5	3	1	0		
		根据病人治疗部位进行准备	10	6	2	0		
		戴护目镜	2	1	0	0		
		治疗后护理	12	8	4	0		
		告知病人注意事项	12	8	4	0		
		再次核对病人	5	3	1	0		
		整理用物	5	3	1	0		
		观察并记录	5	3	1	0		
评价	10	操作动作熟练、节力	4	3	2	0		
		沟通有效	3	2	1	0		
		关心病人感受	3	2	1	0		
总分	100							

主考教师：   考核日期：

附件

附件1

执行项目表

单号：　　　　　　　　　　　　　　　　　　　　打印时间

科室：　　　病区：　　　　日期：　　　　　　　　第　　页

姓名	项目名称	药品规格	医生嘱托	剂量	用量	给药方式	执行时间	执行科室

附件2

一般护理记录单

姓名：＿＿＿＿＿＿科室：＿＿＿＿＿＿床号：＿＿＿＿＿＿住院号：＿＿＿＿＿

年-月-日　00：00

护理记录内容

护士签名：

第1页　　　　　　　护士长签名：＿＿＿＿＿

附件 3

注射标签

×床　　男　　×××	2014-05-28
QD20　　**6AM**　　注射	
长期　　　药名　　规格　　　剂量　用药方式	

附件 4

外耳道滴药标签

×床 男 ×××				2014-05-28
QD20	**6AM**		外耳道滴药	
长期	药名	规格	剂量	用药方式

附件5

滴鼻药标签

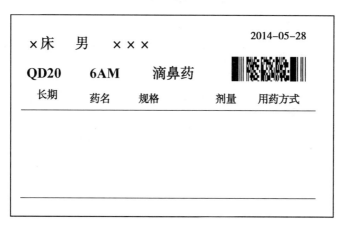

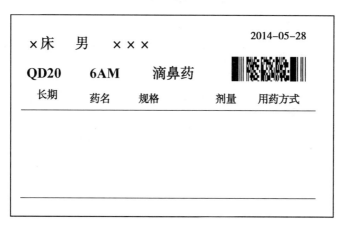
| ×床　　男　　×××　　　　　　　　　2014-05-28 |
| QD20　　6AM　　　滴鼻药 |
| 长期　　药名　　规格　　　　剂量　用药方式 |

附件6

过敏原：
姓名：
出生日期：　　　　PEFR 个人预计值：
编号：
PEFR 个人最佳值：

免疫治疗记录表

周次 日期	剂量调整			注射药记录							注射后30分钟记录 即刻反应						下次注射时记录 迟发反应			
	注射序号	病人近三天状态	记录	PEFR 注射前	瓶号	浓度 SQ/ml	容量 ml	注射部位	时间 注射时间	签名	局部风团 mm	全身反应 无	有	级别	记录	PEFR 注射后	全身反应 无	有	级别	记录

附件 7

皮肤科光疗执行记录单

疾病诊断：			照射部位：		编号：		
姓名：	性别：		年龄：		电话：		
日期	照射次数	照射部位	照射剂量		治疗后反应	医生	执行者
			全身（J）	局部（S）			

附件 8

光动力治疗技术记录单

姓名＿＿＿　性别 □男 □女　年龄＿＿＿　联系电话＿＿＿　编号＿＿＿

诊断＿＿＿　分级＿＿＿　既往史＿＿＿　病程＿＿＿　治疗部位＿＿＿

合并用药 □无 □有（＿＿＿）

治疗情况：

次数	日期	部位	敷药时间(min)	光头距鼻距离(cm)	照光时间(min)	能量(J/cm²)	治疗后有无冷敷	即刻反应	上次治疗后不良反应	疗效	治疗费用	操作者签字

附件 9

病历号：

果酸化学剥脱技术记录单

姓名 ＿＿＿＿＿＿＿ 性别 男／女 年龄＿＿＿＿＿＿＿ 　联系电话＿＿＿＿＿＿＿＿＿＿＿＿＿＿

单位或住址＿＿＿＿＿＿＿＿＿＿＿＿＿＿＿＿＿＿邮编 ＿＿＿＿＿＿＿＿＿＿＿＿＿＿

病程＿＿＿＿＿＿＿＿＿＿＿　诊断＿＿＿＿＿＿＿＿＿＿＿　既往治疗＿＿＿＿＿＿＿＿＿

治疗记录：＿＿＿＿＿＿＿＿＿＿＿＿＿＿＿＿＿＿＿＿＿＿＿＿＿＿＿＿＿＿＿＿＿＿＿＿＿

日期	名称	浓度	剂量	停留时间	部位	反应				治疗费	医师
						红斑	白霜	刺痛	水肿		

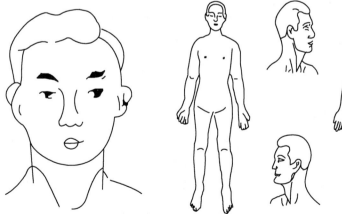

附件 10

病历号：

激光美容治疗记录单

姓名 _____ 性别 男/女 年龄_____ 联系电话_____

单位或住址_____邮编 _____

病程_____诊断_____既往治疗_____

治疗记录： _____

日期	波长	能量密度	光斑	频率	脉宽	脉冲能量	部位	反应					效果	治疗费	医师
								红斑	水肿	紫癜	白化	灰化			

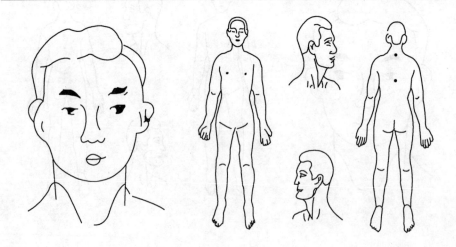

附件 11

病历号：

脱毛治疗记录单

姓名_____ 性别 男/女　　　年龄_____岁　　　　职业_____

联系电话_____

单位或住址_____　邮编_____

既往史_____

诊断_____

评估病人

皮肤颜色	毛发颜色	毛发类型	毛发密度	近期是否接受日晒	治疗部位	病人期望

治疗记录

次数	日期	模式	治疗部位	能量密度	能量	脉冲数	治疗后反应	金额	医师